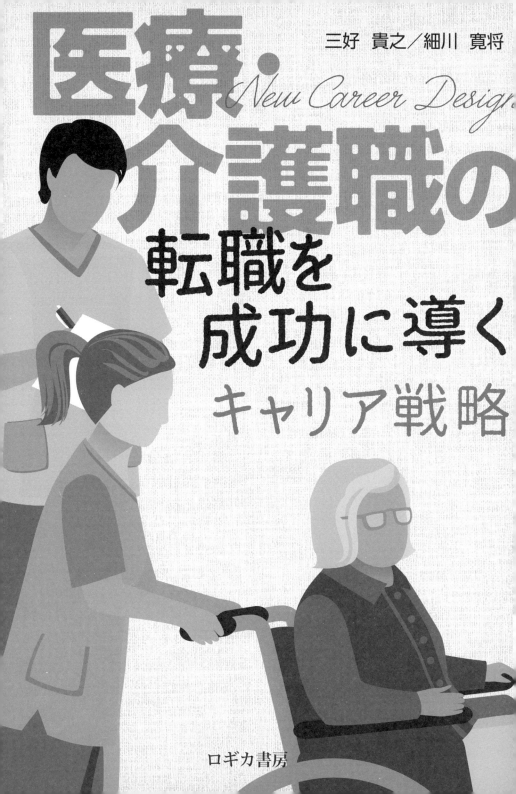

三好 貴之／細川 寛将

*New Career Design*

# 医療・介護職の転職を成功に導くキャリア戦略

ロギカ書房

# はじめに

　本書は、「医療・介護職のための新しいキャリアデザイン戦略」シリーズの3冊目で、1冊目は基本編、2冊目は副業編、そして、今回は【転職編】を書くことにしました。転職市場は一般的には、コロナ禍のようなイベントが起こってしまえば一時的に減少します。その理由として、2つ挙げられます。1つは、不景気により企業からの求人数が減少するためです。筆者は求人数が減少しているのを実感した出来事があります。筆者は、介護施設や福祉施設を経営しているため、新たに職員が必要な場合、ハローワークに求人の依頼をします。コロナ禍以前は、空前の「人手不足」であり、厚生労働省の統計資料では、2019年5月の有効求人倍率は「1.61倍」でした。この時期のハローワークは、企業向けの求人受付は1時間待ちが当たり前で、筆者を含め多くの求人担当者がロビーで待たされていました。それが、コロナ禍での2021年11月には「1.15倍」まで激減し、ハローワークでの待ち時間もまったく無くなり、まさに「素通り」で求人受付が可能になり、求人数の減少を目の当たりにしました。しかし、この状況が永遠に続くとは思えません。時代は徐々に「Withコロナ」へと移行し、再度、転職市場が再び動き出すに違いありません。なぜならば、日本の労働人口は減少し続けており、特に医療・介護業界はもともと「人手不足」の業界だからです。

　筆者は、作業療法士の教員時代に、多くの学生を社会に送り出し、その後の就職、転職の経緯を見守ってきました。そして、独立起業して会社経営を始めてからは、経営コンサルタントとして多くの医療・介護職の採用のお手伝いや、さらに自分の会社でも多くのスタッフを採用してきました。その経験を踏まえ、自分のなかにある「良い転職」「悪い転職」とは、を

自然に考えるようになりました。

　「良い転職」とは、前職でスキルアップした結果、管理職待遇での転職や自分のやりたい分野をみつけての転職だと思います。一方、「悪い転職」は、前職で力が発揮できず、人間関係も悪化し、逃げるように転職してしまい、また転職先でも同じような働き方をしてしまうことです。

　筆者は採用面接をする時に必ず質問するのは「なぜ、前職を辞めたのか」ということです。ここで前の職場の文句を言っている人は絶対に採用しません。なぜならば、その人は、「悪い転職」の典型例として、前の職場と同じこと筆者の会社でする可能性が高いからです。自分自身の能力不足を職場に責任転嫁し、「職場が悪いので辞めました」というパターンです。確かに、「ブラック企業」と言われるような、法律違反を犯しているような場合やハラスメントがまん延しているような場合は、職場側に責任があります。しかし、そうではない場合、本当に職場のなかで100％の力を発揮して職場や顧客のために働いたでしょうか。できないことに直面した時に自分を成長させようと努力したでしょうか。そのような働き方もせずに「自分は頑張っている」「自分はもっと評価されてしかるべきだ」と不満ばかり言ってはいないでしょうか。

　誰しも組織のなかで働けば、自分の思い通りになることはありません。自分の思う通りに働ける職場はまず存在しないと思った方がよいでしょう。それは、組織には必ず「組織文化」「組織風土」と共に「組織のルール」が存在するからです。これらは、働く人のために出来上がっているのではなく、ほとんどが「企業の存続のため」にあります。あなたの病院や介護施設ではどうでしょうか。例えば、法人理念が「働く人を楽にさせるため」なんて法人はないでしょう。多くは、「地域のために医療、介護によって貢献する」というものでしょう。そして、この理念をもとに法人を運営するための多くのルールが決められています。これに対してあなたが

100％アジャストできれば良いでしょう。しかし、人間関係と一緒で、100％自分にとってベストなパートナーに出会える確率は本当に稀です。ほとんどが、どこかで我慢したり、妥協したり自分を組織にアジャストしながら働いているものです。

　よくこれに対して文句を言ったり、不満を言ったりしている人がいますが、残念ながらこれはどれだけ声高に叫んだところで何も変わりません。これは、数学でいう「定数」のようなものだからです。もし変えられるとしても、あなた１人では変えられないし、それには多くの犠牲を払う覚悟が必要です。

　では、あなたでも変えられる「変数」は何でしょうか。
　そう、それは、「あなた自身」です。
　あなた自身はいくらでも変化することができます。

　筆者自身のキャリアは、自分自身を変化させてきました。最初は、地方にある病院の作業療法士からキャリアをスタートしました。そこから、専門学校教員へ転職し、独学で経営コンサルティングを始め、34歳で起業しました。そして、現在は、介護、福祉事業を展開し、社員30名ほどの経営者となりました。厳密に言えば、筆者の転職歴は、病院の作業療法士から専門学校の教員への１回だけです。しかし、仕事としては作業療法士から教員へ、そして、経営コンサルタント、経営者と変化しています。もちろん、これらは自ら目標や計画を立てて「意図的」に変化させているのです。

　本書は、第１章では、筆者の経験をもとに転職を優位に進めるための基礎知識、第２章では、転職を優位に進めていくためのポイントを解説しま

す。そして、第3章からは、多くの医療・介護職の転職をサポートしている作業療法士で国家資格キャリア・コンサルタントの細川寛将氏に具体的な実践論を展開してもらいます。

　本書の目的は、「良い転職」をしてもらうために書いています。そして、読み進めていただければ分かると思いますが、良い転職ができる人は、転職しなくても今の職場でも「なくてはならない貴重な人材」となり得る人です。本シリーズで何度も強調していますが、今の職場で働くのも副業するのも転職するのもすべての目的は「自分らしく働くため」です。つまり、今の職場で働くことも副業も転職もすべてその目的のための「手段」でしかありません。本書をきっかけに「自分らしく働く」方法を理解していただければありがたく思います。

　2023年5月

三好　貴之

目　次


はじめに

# 第1章
# 医療・介護職が転職する前に
# 知っておくべきこと

**1-1　医療・介護業界の転職市場とは　2**

1-1-1　転職は、景気が大きく関与する　2
1-1-2　地域別の離職率を知る　4
1-1-3　転職先を知る　7
1-1-4　転職側が考えていることを理解しよう　8


**1-2　年齢別の転職キャリア論**
**　　　―機会は均等に訪れない!?　10**

1-2-1　転職を優位に進めるのは 35 歳まで説　10
1-2-2　20 代でやるべきこと　11
1-2-3　30 代でやるべきこと　12
1-2-4　40 代以降でやるべきこと　14


**1-3　転職する前の「自分のスキル」を整理する　16**

1-3-1　転職を優位に進める 3 つの軸　16
1-3-2　プロダクト・ポートフォリオ・マネジメント
　　　　（Product Portfolio Management）　19
1-3-3　やりたくないことはやらない覚悟を持つ　21
1-3-4　自己分析ワーク「20 の私」　21

**1-4　転職を優位にするためには自分のマーケットバリューを高める　24**

1-4-1　転職 2.0 の時代　24

1-4-2　20 代はメタ学習が重要　25

1-4-3　35 歳までにはどこかで必死に働く（学ぶ）時期を作る　27

1-4-4　誰もやらないことこそ価値がある　28

# 第2章
# 転職を成功させるための
# ポイント

**2-1　これから伸びる優位なマーケットにいく　32**

2-1-1　初年度年収 600 万円の時代　32

2-1-2　製品ライフサイクル理論　33

2-1-3　成長期を見極める　34

2-1-4　自分をコモディティ化させない　36

**2-2　医療・介護業界で求められる 4 つの付加価値スキル　38**

2-2-1　マネジメントスキル　38

2-2-2　教育スキル　39

2-2-3　マーケティングスキル　40

2-2-4　ＩＴスキル　41

**2-3　職場選びは名詞ではなく、動詞を意識する　43**

2-3-1　職場選びは名詞ではなく、動詞で選ぶ　43

2-3-2　名前や病床機能ではなく、好きと強みで選ぶ　44

2-3-3　好き、得意、楽しいの 3 分類ＴＣＬとは　46

2-3-4　キャリアとは自分のもの―他人との比較をやめよう　47

**2-4　転職で悩んだ時に役立つキャリア・デザインの知識　49**

2-4-1　キャリア・トランジション　49

2-4-2　キャリア・ドリフト　51

2-4-3　計画的偶発性を引き出す 3 つのポイント　52

2-4-4　転職で成功するか失敗するかは自分次第　53

# 第3章
## 令和時代の転職に重要な
## 「自分の価値を最大化するための」戦略的思考

**3-1　転職を決める「市場価値」の本質をおさえる**
　　　**―市場価値を決めるものは？　58**

3-1-1　自分ばかり見ていても、給料は上がらない　59

3-1-2　「商品（自分）の質を高める」よりも「成長市場に飛び込む」ほうが
　　　重要？　60

3-1-3　スキルアップは何のためにするのか？　62

3-1-4　会社員専門職として市場価値をあげるためのポイント　63

3-1-5　若手もミドルも「自分のキャリアは、自分で作るしかない」
　　　という現実　64

3-1-6　20〜30 代前半までにいかに上質な経験を積めるかが
　　　「キャリアの肝」　68

3-1-7　「職業選択」をする上でおさえておくべきポイント　70

3-1-8　自らの職務経験から汎用可能性を考える　72

3-1-9　転職における「50％（半分）」の軸ずらし―業種と職務　73

**3-2　時代の変化を捉え客観視点から「マーケット」を考える**
　　　**―自分本位の転職は危険？　74**

3-2-1　医療・介護業界＝公的保険内だけで選択肢を考えるのはもう古い？　74

3-2-2　2025 年までに約 30％ 成長するヘルスケア市場　75

3-2-3　用語の整理：業種・業界・職種・（業態・領域）　77

3-2-4　給与水準の変化を理解する　79

3-3 「職種」の市場価値を活かす
　　―医療・介護従事者の経験や資格を活かした展開が善？　83

3-3-1　「職種」に絞る場合は専門性を突き詰めるか、マルチに活動するか　86

3-3-2　「法人」に絞る場合は法人を"活用しきる"スタンスを持つ　87

3-3-3　自身がマッチする「フェーズ」を理解する　88

3-3-4　「業態」について理解する　90

# 第4章
## 転職に重要な「軸」の理解
### ―自身の3つの軸を知る―

4-1 「3つの軸」構築の前に覚えておきたいキャリア思考の3要素　94

4-1-1　キャリアサイクルを理解する―デザインとドリフトの周期性　94

4-1-2　キャリアプロセスは曲線であり「経験・実績」と「年齢」の2軸で
　　　　最適解を考える　96

4-1-3　転職をキャリア形成で有効に活用するために考えておきたい
　　　　「3つの軸」　98

4-2　自己理解を深めキャリアの「土台」を構築する
　　　―過去を振り返り自分軸の構築　100

4-2-1　なぜ、「自己理解」を深めることが重要なのか　100

4-2-2　自己理解を深めるワーク／テスト　102

4-3　Whyを通してキャリアの「核」を構築する
　　　―未来に向けたキャリア軸を構築　123

4-3-1　キャリア軸の理解を深めるワーク　123

4-4　"転職軸"の理解を深めるワーク―転職の軸を把握する　139

# 第5章
## 転職に向けた具体的な実践方法
### ―"転職活動"を通してキャリアの健康診断を―

**5-1 転職活動①**
**転職をする上での全体観・原理原則を理解する** 150

5-1-1 転職活動をする上で手段を網羅する：転職応募のパターン 150
5-1-2 全体観を捉えるための情報収集の手順：業界・企業分析 155
5-1-3 応募に向けておさえておくべき原理原則 160

**5-2 転職活動②**
**書類選考通過のための履歴書作成・職務経歴書・面接・内定後の**
**退職までの流れ** 164

5-2-1 履歴書：目的 164
5-2-2 職務経歴書：目的 165
5-2-3 特におさえておきたい2つの項目 166
5-2-4 面接対応のイロハをおさえる：全体像の理解をし、
ポイントをおさえる 167
5-2-5 内定後、承諾する前に確認する8つのポイント 174
5-2-6 退職する際に知っておきたいこと／注意すべきこと 176

**5-3 転職活動③**
**未経験職種や異業種への転職でも失敗しない転職の方法** 178

5-3-1 用語の定義整理 178
5-3-2 未経験職種、異業界への転職候補者を採用担当者は
どのように見ているのか 180
5-3-4 未経験職種、異業界・異業種へ転職する際に有利になりやすい
ポジショニング 181
5-3-5 未経験職種×異業界×同業種の転職
―公的保険内か保険外かの違い 182

5-3-6 転職エージェントを活用してキャリア軸・転職軸を構築
　　　　（書類・面接対策なども）　184
5-3-7 現職種で経験や実績の「汎用可能性」を整理し、
　　　　志望企業の未経験職種にいかにマッチしているか明確化　184

## 付録
## 転職キャリア解体新書
　　—筆者はいかに転職を繰り返してきたのか—　187

**要点整理　年代別キャリアで考える要素　204**

# 第1章

## 医療・介護職が
## 転職する前に知っておくべきこと

# 1-1 医療・介護業界の転職市場とは

　本章では、医療・介護業界で転職するための基礎知識を解説します。転職とは、自分自身を「商品」として、どれだけ良い条件で売り出せるかという「マーケティング活動」とも言えます。医療・介護職の多くは、専門職であり、モノやサービスを販売するという仕事ではないため、マーケティング活動に対する知識や経験が圧倒的に少ないのではないでしょうか。多少、広報活動や営業活動の経験があっても価格は、診療報酬・介護報酬での「公定価格」であるため、「お金」に関する知識も不足しています。

　マーケティング活動で最も重要なことは「相手を知ること」です。転職においてその相手とは、「市場」と「転職先」です。その相手を知らずして、転職をするのは、目を閉じて車の運転をしているくらい危険なことです。

## 1-1-1　転職は、景気が大きく関与する

　まず、転職におけるマーケティング活動の対象としての「市場」を考えていきます。市場と一言でいっても、その対象は、世界、日本、地域とその規模は様々です。もちろん、世界情勢が日本や地域の景気に影響を与えるのは当然ですが、医療機関や介護施設は、グローバルというよりは、ローカルなビジネスです。よって、マーケティング活動として情報収集しておくのは、「日本」や「地域」でよいでしょう。

　まず、転職市場は、景気に大きく影響されることを知っておきましょう。

図表 1-1

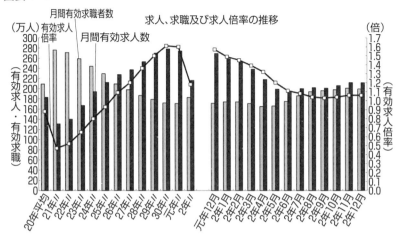

厚生労働省の「一般職業紹介状況（令和2年12月分及び令和2年分）」によれば、**図表 1-1**のようになります。また、厚生労働省の「2019年（令和元年）雇用動向調査結果の概要」（**図表 1-2**）は以下の通りです。

この2つの調査を見れば、若干のタイムラグがありますが、**図表 1-1**

図表 1-2　2019年（令和元年）雇用動向調査結果の概要

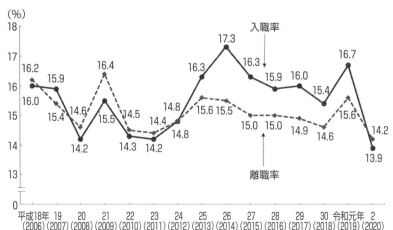

では平成21年と令和2年に有効求人倍率が減少しているのが分かります。さらに**図表1-2**では、平成20年と令和2年に離職率が入職率を上回っています。では、平成20年と令和2年は何が起こっているのでしょうか。それは、平成20年は「リーマンショック」、令和2年は「新型コロナウイルス感染症」による景気の減少です。このように、景気は転職市場に大きな影響を与えることをまず、知っておいてもらいたいところです。

## 1-1-2　地域別の離職率を知る

　次に日本看護協会の「2020年病院看護実態調査報告書」によれば、離職率は、全国一律ではなく、都道府県によって大きく異なります（**図表1-3**）。

　これをみると正規雇用看護職員の離職率が高い都道府県は、「東京都」（14.9％）、「千葉県」（14.3％）、「兵庫県」（14.2％）、「神奈川県」（13.8％）の順で、都市部に多いのが特徴です。一方、新卒採用者の離職率が高い都道府県は、「愛媛県」（12.7％）、「香川県」（12.2％）、「東京都」（12.1％）の順で、1位、2位は四国地方となります。さらに、既卒採用者の離職率が高い都道府県は、「和歌山県」（26.8％）、「奈良県」（23.1％）、「福井県」（22.3％）の順で、都市部は入っていません。

　また、介護職員に関しては、介護労働安定センターの「令和2年度介護労働実態調査　事業所における介護労働実態調査報告書」（以下、本調査）では、離職率に関して**図表1-4**のようになっています。

　2職種合計（訪問介護員とその他の介護職員）では、離職率の全国平均が14.9％に対して、千葉県（19.9％）が高く、続いて宮崎県（18.9％）、和歌山県（18.7％）となります。また、採用率では、滋賀県（21.6％）が高く、続いて大阪府（19.5％）、愛知県（19.2％）となります。本調査では、

図表 1-3 都道府県・正規雇用看護職員および非正規雇用看護職員離職率

| | 正規雇用看護職員 | | 新卒採用者 | | 既卒採用者 | |
|---|---|---|---|---|---|---|
| | 回答病院数 | 離職率 | 回答病院数 | 離職率 | 回答病院数 | 離職率 |
| 計 | 3,570 | 11.5% | 3,567 | 8.6% | 3,561 | 16.4% |
| 北海道 | 211 | 11.3% | 211 | 5.2% | 211 | 17.1% |
| 青森県 | 45 | 9.1% | 45 | 8.2% | 45 | 15.0% |
| 岩手県 | 40 | 5.6% | 40 | 5.9% | 40 | 13.9% |
| 宮城県 | 69 | 9.8% | 69 | 6.0% | 69 | 11.6% |
| 秋田県 | 22 | 6.7% | 22 | 4.6% | 22 | 16.7% |
| 山形県 | 45 | 7.5% | 45 | 3.1% | 45 | 10.1% |
| 福島県 | 60 | 9.2% | 60 | 6.9% | 60 | 11.7% |
| 茨城県 | 76 | 12.1% | 76 | 8.8% | 75 | 19.1% |
| 栃木県 | 39 | 9.3% | 39 | 9.9% | 39 | 12.0% |
| 群馬県 | 63 | 9.1% | 63 | 8.5% | 63 | 12.4% |
| 埼玉県 | 146 | 13.5% | 146 | 10.4% | 146 | 15.0% |
| 千葉県 | 156 | 14.3% | 156 | 8.1% | 156 | 18.6% |
| 東京都 | 252 | 14.9% | 251 | 12.1% | 251 | 16.5% |
| 神奈川県 | 159 | 13.8% | 159 | 7.9% | 159 | 19.2% |
| 新潟県 | 67 | 9.3% | 67 | 7.0% | 67 | 20.7% |
| 富山県 | 50 | 7.4% | 50 | 3.3% | 50 | 11.8% |
| 石川県 | 39 | 8.4% | 38 | 8.2% | 39 | 12.1% |
| 福井県 | 35 | 8.8% | 35 | 3.4% | 35 | 22.3% |
| 山梨県 | 36 | 9.4% | 36 | 8.9% | 35 | 10.4% |
| 長野県 | 65 | 9.1% | 65 | 6.3% | 65 | 10.3% |
| 岐阜県 | 44 | 11.5% | 44 | 5.5% | 44 | 10.6% |
| 静岡県 | 86 | 10.0% | 86 | 4.8% | 85 | 12.2% |
| 愛知県 | 125 | 13.1% | 125 | 7.5% | 125 | 14.5% |
| 三重県 | 40 | 9.4% | 40 | 4.7% | 40 | 18.9% |
| 滋賀県 | 40 | 9.6% | 40 | 8.2% | 39 | 9.9% |
| 京都府 | 83 | 12.0% | 83 | 7.7% | 83 | 15.7% |
| 大阪府 | 186 | 13.5% | 186 | 10.8% | 184 | 18.2% |
| 兵庫県 | 168 | 14.2% | 168 | 10.3% | 168 | 17.4% |
| 奈良県 | 42 | 11.1% | 42 | 10.8% | 42 | 23.1% |
| 和歌山県 | 34 | 9.1% | 34 | 4.2% | 34 | 26.8% |
| 鳥取県 | 24 | 7.4% | 24 | 6.5% | 24 | 12.0% |
| 島根県 | 24 | 7.5% | 24 | 6.2% | 24 | 5.4% |
| 岡山県 | 86 | 10.5% | 86 | 7.7% | 86 | 18.5% |
| 広島県 | 113 | 10.5% | 112 | 11.1% | 113 | 14.8% |
| 山口県 | 59 | 10.8% | 59 | 11.2% | 59 | 20.4% |
| 徳島県 | 28 | 7.4% | 28 | 6.1% | 28 | 15.5% |
| 香川県 | 33 | 9.1% | 33 | 12.2% | 33 | 13.9% |
| 愛媛県 | 44 | 9.3% | 44 | 12.7% | 44 | 21.6% |
| 高知県 | 44 | 9.9% | 44 | 5.1% | 43 | 11.0% |
| 福岡県 | 168 | 11.6% | 168 | 8.3% | 167 | 16.7% |
| 佐賀県 | 35 | 8.7% | 35 | 5.3% | 35 | 18.6% |
| 長崎県 | 58 | 10.0% | 58 | 7.9% | 58 | 15.5% |
| 熊本県 | 109 | 10.0% | 109 | 7.6% | 109 | 15.3% |
| 大分県 | 65 | 10.8% | 65 | 9.2% | 65 | 20.1% |
| 宮崎県 | 47 | 12.6% | 47 | 9.4% | 47 | 13.9% |
| 鹿児島県 | 66 | 11.7% | 66 | 6.4% | 66 | 21.8% |
| 沖縄県 | 42 | 9.9% | 42 | 4.8% | 42 | 8.7% |
| 無回答・不明 | 2 | 5.3% | 2 | 0.0% | 2 | 0.0% |

図表1-4 1年間の採用率・離職率・増加率〈2職種合計 無期雇用職員 有期雇用職員〉

(%)

| | 回答事業所数 | 2職種合計 計 | | | 無期雇用職員 | | | 有期雇用職員 | | |
|---|---|---|---|---|---|---|---|---|---|---|
| | | 採用率 | 離職率 | 増加率 | 採用率 | 離職率 | 増加率 | 採用率 | 離職率 | 増加率 |
| 全体 | 6,412 | 16.2 | 14.9 | 1.3 | 14.9 | 14.1 | 0.8 | 19.4 | 16.9 | 2.5 |
| 北海道 | 319 | 18.0 | 15.6 | 2.4 | 17.6 | 15.9 | 1.7 | 19.0 | 14.8 | 4.2 |
| 東北 | 588 | 13.9 | 13.8 | 0.1 | 12.6 | 13.2 | -0.6 | 17.9 | 15.6 | 2.3 |
| 青森県 | 132 | 13.1 | 12.2 | 0.9 | 12.9 | 11.7 | 1.3 | 13.9 | 14.9 | -1.1 |
| 岩手県 | 86 | 13.9 | 13.6 | 0.3 | 11.9 | 12.4 | -0.5 | 19.4 | 16.8 | 2.6 |
| 宮城県 | 114 | 17.0 | 14.0 | 3.1 | 17.5 | 13.3 | 4.2 | 16.0 | 15.5 | 0.5 |
| 秋田県 | 87 | 13.5 | 13.5 | 0.0 | 13.0 | 14.4 | -1.4 | 16.3 | 9.1 | 7.1 |
| 山形県 | 69 | 13.0 | 12.1 | 0.8 | 11.1 | 10.0 | 1.1 | 17.5 | 17.3 | 0.2 |
| 福島県 | 100 | 12.7 | 17.2 | -4.5 | 9.2 | 17.2 | -7.9 | 24.6 | 17.4 | 7.2 |
| 関東 | 1,539 | 17.0 | 15.7 | 1.3 | 15.9 | 14.9 | 1.1 | 19.1 | 17.4 | 1.7 |
| 茨城県 | 111 | 18.2 | 15.6 | 2.6 | 17.6 | 13.3 | 4.3 | 19.8 | 21.1 | -1.4 |
| 栃木県 | 72 | 15.2 | 12.8 | 2.4 | 15.5 | 13.7 | 1.8 | 14.3 | 10.0 | 4.3 |
| 群馬県 | 129 | 17.4 | 15.0 | 2.5 | 16.7 | 13.9 | 2.9 | 19.6 | 18.2 | 1.3 |
| 埼玉県 | 259 | 18.4 | 16.1 | 2.3 | 16.5 | 14.8 | 1.6 | 22.3 | 18.7 | 3.6 |
| 千葉県 | 210 | 18.0 | 19.9 | -1.9 | 17.2 | 20.6 | -3.3 | 19.8 | 18.3 | 1.4 |
| 東京都 | 438 | 16.2 | 15.1 | 1.1 | 15.5 | 14.0 | 1.5 | 17.4 | 16.9 | 0.5 |
| 神奈川県 | 320 | 16.4 | 14.7 | 1.6 | 14.4 | 13.8 | 0.7 | 19.6 | 16.4 | 3.2 |
| 中部 | 1,220 | 15.4 | 13.5 | 1.9 | 14.0 | 12.5 | 1.5 | 19.1 | 16.1 | 3.0 |
| 新潟県 | 118 | 11.4 | 9.8 | 1.6 | 9.9 | 8.8 | 1.1 | 15.7 | 12.6 | 3.1 |
| 富山県 | 79 | 11.7 | 11.3 | 0.5 | 10.0 | 8.8 | 1.2 | 15.7 | 17.0 | -1.3 |
| 石川県 | 72 | 13.6 | 11.6 | 2.1 | 11.8 | 10.5 | 1.3 | 19.6 | 14.9 | 4.7 |
| 福井県 | 62 | 13.0 | 11.5 | 1.5 | 13.5 | 12.1 | 1.4 | 11.5 | 9.5 | 2.0 |
| 山梨県 | * 25 | * 17.2 | * 18.0 | * -0.8 | * 16.8 | * 17.5 | * -0.8 | * 18.9 | * 20.0 | * -1.1 |
| 長野県 | 118 | 13.3 | 12.1 | 1.3 | 11.9 | 11.4 | 0.4 | 16.6 | 13.5 | 3.2 |
| 岐阜県 | 115 | 15.8 | 11.9 | 3.9 | 15.0 | 11.8 | 3.2 | 17.4 | 12.2 | 5.2 |
| 静岡県 | 164 | 15.8 | 13.5 | 2.2 | 14.9 | 12.5 | 2.4 | 17.2 | 15.4 | 1.8 |
| 愛知県 | 334 | 19.2 | 16.6 | 2.6 | 16.8 | 15.2 | 1.6 | 25.3 | 20.1 | 5.2 |
| 三重県 | 133 | 16.6 | 15.7 | 0.9 | 15.2 | 14.3 | 1.0 | 20.1 | 19.3 | 0.8 |
| 近畿 | 996 | 18.6 | 16.5 | 2.1 | 16.8 | 15.3 | 1.5 | 21.9 | 18.6 | 3.3 |
| 滋賀県 | 83 | 21.6 | 15.7 | 6.0 | 16.7 | 14.4 | 2.3 | 30.1 | 17.8 | 12.3 |
| 京都府 | 71 | 18.2 | 15.8 | 2.4 | 14.6 | 15.1 | -0.5 | 24.8 | 17.2 | 7.6 |
| 大阪府 | 592 | 19.5 | 17.0 | 2.6 | 17.7 | 15.5 | 2.2 | 23.5 | 20.2 | 3.3 |
| 兵庫県 | 139 | 14.3 | 14.9 | -0.6 | 13.2 | 14.1 | -0.9 | 15.6 | 15.9 | -0.3 |
| 奈良県 | 56 | 15.6 | 16.0 | -0.3 | 17.0 | 14.7 | 2.3 | 13.1 | 18.3 | -5.3 |
| 和歌山県 | 55 | 19.5 | 18.7 | 0.8 | 19.5 | 19.3 | 0.2 | 19.5 | 17.2 | 2.3 |
| 中国・四国 | 671 | 14.3 | 13.8 | 0.4 | 13.1 | 13.0 | 0.1 | 17.5 | 16.2 | 1.3 |
| 鳥取県 | 30 | 14.3 | 14.8 | -0.5 | 14.0 | 14.6 | -0.6 | 15.5 | 15.5 | 0.0 |
| 島根県 | 68 | 11.2 | 11.4 | -0.2 | 9.9 | 10.0 | -0.1 | 13.6 | 14.1 | -0.5 |
| 岡山県 | 93 | 14.1 | 14.3 | -0.2 | 12.6 | 12.2 | 0.4 | 19.8 | 22.0 | -2.2 |
| 広島県 | 100 | 13.5 | 11.8 | 1.6 | 13.7 | 11.4 | 2.3 | 12.9 | 12.9 | 0.0 |
| 山口県 | 97 | 13.7 | 14.4 | -0.6 | 11.9 | 13.5 | -1.5 | 18.7 | 16.9 | 1.8 |
| 徳島県 | 52 | 15.8 | 16.4 | -0.6 | 14.6 | 16.6 | -2.0 | 20.2 | 15.7 | 4.5 |
| 香川県 | 57 | 15.7 | 15.0 | 0.7 | 14.1 | 14.4 | -0.3 | 20.7 | 17.1 | 3.6 |
| 愛媛県 | 118 | 15.4 | 14.1 | 1.3 | 13.4 | 13.0 | 0.5 | 20.7 | 17.1 | 3.6 |
| 高知県 | 56 | 15.2 | 13.2 | 2.0 | 16.0 | 13.4 | 2.6 | 13.1 | 12.6 | 0.5 |
| 九州・沖縄 | 1,068 | 16.1 | 15.1 | 1.0 | 14.8 | 14.5 | 0.3 | 19.8 | 16.9 | 2.9 |
| 福岡県 | 343 | 18.5 | 16.0 | 2.5 | 17.2 | 15.1 | 2.1 | 22.2 | 18.5 | 3.7 |
| 佐賀県 | 62 | 11.1 | 9.8 | 1.3 | 11.0 | 9.0 | 2.0 | 11.1 | 11.6 | -0.5 |
| 長崎県 | 111 | 15.5 | 15.0 | 0.5 | 15.3 | 13.4 | 1.8 | 16.1 | 21.0 | -4.8 |
| 熊本県 | 151 | 14.8 | 15.2 | -0.4 | 13.2 | 15.1 | -1.9 | 21.0 | 15.5 | 5.5 |
| 大分県 | 75 | 11.9 | 12.4 | -0.5 | 11.6 | 12.3 | -0.7 | 12.9 | 12.9 | 0.0 |
| 宮崎県 | 97 | 15.2 | 18.9 | -3.6 | 13.4 | 19.2 | -5.8 | 23.0 | 17.4 | 5.7 |
| 鹿児島県 | 146 | 16.5 | 16.5 | 0.0 | 16.7 | 17.4 | -0.7 | 16.0 | 14.2 | 1.8 |
| 沖縄県 | 83 | 18.7 | 14.3 | 4.5 | 13.0 | 10.4 | 2.6 | 27.6 | 20.3 | 7.3 |

都道府県以外の離職率や採用率以外にも様々なデータが掲載されており、設立法人別の離職率では、離職率が高いのは民間企業（17.8％）で地方自治体（8.5％）と大きな差異があります。また、介護事業開始後経過年数別の離職率では、3年未満（25.0％）に対し、5年以上（14.1％）と激減していることが示されています。

　ここで理解していただきたいのは、日本全体で転職や離職などのデータをみても「時系列の差」、「地域差」が存在することです。

　例えば、ある企業が何か商品を市場に投入しようという場合、その商品の「売り時」や「売り場所」をまったく調べもせずに投入するでしょうか。これは、個人の転職も同様です。自分という商品を新しい医療機関や介護施設に売り出そうとする時「売り時」と「売り場所」をきちんと把握し、その上で転職活動を行うことは非常に重要です。筆者も経営者として採用活動をしていますが、転職希望の方のスキルや人間性と同時に「タイミング」も重要です。よって、ただの印象や主観だけではなく、このような無料のデータを確かめるだけで転職を優位に進めることができるでしょう。

## 1-1-3　転職先を知る

　そして、もう1つのマーケティング活動に対象である「転職先」のマーケティング活動です。マーケティング活動といっても一個人ができることは知れています。まず簡単にできるのはホームページの確認です。筆者が新たに社員を募集し、採用面接をしているとハローワークの情報しか見ていない人がいます。ハローワークの情報は、賃金や処遇などの基本的情報しか載っていません。これしか見ずに応募している人は「賃金や処遇だけ見てエントリーしてきた人」であり、採用する側からみれば、あまり印象

は良くありません。せめて面接を受ける医療機関や介護施設のホームページを確認し、この医療機関や介護施設が「何をやってきたか」また「これから何をしようとしているのか」を自分なりに仮説を立て、「その中で自分は何ができるのか」を考えましょう。

　また、可能であれば実際に働いている人の話を聞いたり、見学に行ったりするのがよいでしょう。筆者も経験がありますが、ハローワークの情報だけで採用した人ほど、入社後すぐに「こんなはずではなかった」というリアリティ・ショックを受けやすいものです。おそらく、きちんと求人活動をしている医療機関や介護施設は、求人用の特設サイトを作っていたり、就職説明会へのブースの出展や見学の受け入れなど情報開示をしています。また、採用担当者の話を聞くと「採用面接で合格の可否を決めるよりも、事前の就職説明会や施設見学の印象で可否を決めている場合も多い」ようです。

　人間関係と同じように相手が法人や組織であっても必ず「特性」や「性格」があります。職場は1日の大半を過ごす場所であり、おそらく家族と同じくらいの時間を過ごすのではないでしょうか。このように非常に重要な場所である職場を何も知らずに転職を決めるのは非常に危険です。こちらも前述の「市場」と同じように、調べられるものは可能な限り調べることで自分に合った転職先が見つかるでしょう。

## 1-1-4　転職側が考えていることを理解しよう

　では、転職側の医療機関や介護施設は、何を考えて求人活動をしているのでしょうか。筆者は以前、経営学大学院にて「介護職員を対象とした採用活動に関する実証的研究～その実態と職場定着との関連性に着目して～」という研究を行いました。介護施設を対象とした採用活動の目的や採

用決定要因などアンケート調査とインタビュー調査を約50施設に対して行いました。調査研究では、介護施設の採用人数は、年間で5名以内であり、採用活動の目的は「欠員補充」でした。また、採用者は「中途採用」が多く、採用活動の課題として「応募者が少ない」ということでした。

　つまり、介護施設では、そんなに多くの介護職員を採用しているわけではなく、欠員が出れば年間で5人以内の少人数の採用活動をしているという実態が分かりました。おそらく、医療機関でも大規模病院以外であれば、同じ状況でしょう。つまり、新規に採用する人は選ぶほどはいないが「何とか良い人材に来て欲しい」という切実な願いを持っているということです。そして、この「良い人材」の定義は各医療機関や介護施設で異なりますが共通しているのは、コミュニケーション能力やモチベーションの高さなどのヒューマンスキルの高さです。また採用決定要因は、養成時代の成績や前職での経歴よりもヒューマンスキルを重要視する傾向は強くあります。これは、転職しなくても、今の職場でも鍛えられるところでしょう。将来、転職を考えているならば、逆に今の職場で信頼を集められる人材になれるかどうかが重要となります。

# 1-2 | 年齢別の転職キャリア論
## ―機会は均等に訪れない!?

## 1-2-1　転職を優位に進めるのは35歳まで説

　前項のマーケティング活動の中で「売り時」と「売り場所」を調べることを解説しました。そして、本項では各年代別に優位に転職する上での準備やポイントを解説します。

　採用する側である医療機関や介護施設は、何を基準に採用を決めるのでしょうか。

　もちろん、コミュニケーション能力やモチベーションの高さなどのヒューマンスキルは重要だとして、一方で、誰から見ても「これは良いな」と思えるような客観的に評価できるものは何でしょうか。それは、学歴、資格と同様に「年齢」も重要です。拙書『医療・介護職のための新しいキャリア・デザイン』でも詳細に述べましたが、実は、どの年代も均等に転職の機会が振り分けられているわけではありません。

　渡邉正裕（2010）『35歳までに読むキャリアの教科書―就・転職の絶対原則を知る』によれば、「30歳を過ぎるとポテンシャルが減少し始め、新しい分野の能力開発をするのが難しくなり、35歳でポテンシャルが急激に減少し、「稼げる伸び率」よりも「ポテンシャルの消耗率」の方が高くなってしまう」と指摘しています。また、他にも35歳限界説を提唱している人は多く存在します。確かに医療・介護職でも養成校を卒業し、35歳と言えば、おそらく10年以上は働いているはずです。伸び盛りである

20代の10年間でポテンシャルを伸ばせなかった人材が、次の30代、40代で伸びていくことは難しいと予測されるのは仕方がないことでしょう。よって、採用する側は、若い世代を優先的に採用するようになってきます。つまり、「若さは武器」だということです。

## 1-2-2　20代でやるべきこと

　若さは、転職においては「武器」になるもので、そのためには、20代はひたすらポテンシャルを高めるために多くのことにチャレンジするべきです。最初は部署内の小さな「係」や「担当」かもしれませんが、これを率先してやるかどうかで10年後が決まってくるといっても過言ではないでしょう。逆に「仕事が増えてめんどうくさい」「なぜ、自分がこんなことをやらないといけないのか」という自分の仕事を勝手に決めつけて、拒否的な態度を持っている人は、今だけではなく、将来の自分の可能性を潰していると実感すべきです。筆者の知人にも将来的には地域で活躍したいという思いを持ち、1年目から毎年、志願して部署異動をしていた人がいます。もちろん、毎年、部署異動をするのは環境や働き方が変わるため大きなストレスになるため、そんな働き方を志願する人は稀でしょう。しかし、その知人は自らその環境で頑張った結果、その法人で貴重な人材となり、その後、30代でコンサル会社に転職しました。

　大久保幸夫（2016）『キャリアデザイン入門Ⅰ　基礎力編　第2版』によれば、20代から30代前半は「筏下り」の時期として、ゴールを決めず、目の前の課題をクリアし、偶然による仕事や人との出会いを歓迎し、対人能力や対課題能力を身につけることが30代の「山登り」で自分のやりたい仕事に取り組めるようになると指摘しています。確かに20代は自分のやりたい仕事に取り組むというよりは、上司からの与えられた仕事を一生

懸命取り組む時期でしょう。もちろん、この過程で上司や職場に不満を抱くことはよく分かります。しかし、35 歳以降に出世をしたり、良い転職をしたりしている人ほど、この 20 代の時期に愚直に努力しています。その人たちが口を揃えて言うのは「どんな経験も将来の自分に役に立つ」ということです。逆に不満を抱き「こんな上司や職場に尽くすのは嫌だ」とだらだらと働いてしまうと結局、出世もできず、転職するスキルも身についていないという最悪の状況となります。このような人は、専門職としての能力はあっても、20 代で身につけるべき対人能力や対課題能力が身についていないため、今の職場でも信頼されず、転職も優位に進めることができなくなります。昔のことわざに「若いうちの苦労は買ってでもしろ」というのがありますが、まさにその通りです。頭も体も動く 20 代の方が自分のポテンシャルを上げるのには適しているのです。

## 1-2-3　30 代でやるべきこと

　いよいよ 30 代に入り、社会人経験も 10 年前後となっていることでしょう。ここで 1 つの分岐点が訪れます。養成校を卒業し 10 年も経れば多くの医療・介護職の方が権限の差はあれ「リーダー業務」を担当するようになります。つまり、管理職の道へ進んでいくキャリアとこのまま専門職としてのキャリアを歩んで行くという分岐点です。もちろん、2 つ同時に歩むことも可能ですが、特に管理職へのキャリアは初めてとなるので戸惑うことがあるかもしれません。筆者は、リーダーシップやマネジメントに関して、現場での指導や講演、執筆も多く行ってきました。管理職とスタッフの大きな違いは「視点の違い」だと思います。

　三好貴之編著（2021）『医療機関・介護施設のリハビリ部門管理者のための実践テキスト　新版』では、管理者に必要な 2 つの視点として「鳥の

目」「虫の目」に関して解説しています。「鳥の目」とは、全体を俯瞰し、自部署全体が上手く機能しているか、また、自部署の活動が施設や法人全体の「全体最適」として機能しているかどうかという視点です。これは、管理職になって初めて経験することであり、新たに学ぶ必要があります。よくスタッフの感覚のままリーダー業務やマネジメント業務を行ってしまうことがありますが、これでは「自己満足」、「独りよがり」となってしまい、誰にとっても良くない結果を生み出します。重要なことは「きちんと学ぶこと」だと思います。

　次に、「虫の目」ですが、これは目の前の事象を細かく見ていくということです。患者や利用者の状態だけではなく、スタッフの表情、言動、業務の手順、リスク管理など細かく観察し、異常があればいち早く発見し、問題解決をしていきます。

　これら「鳥の目」、「虫の目」を同時に鍛えることで、徐々に自分のやりたいことが明確になり、それに向かって歩み出すことができます。

　そして、迎えるのが35歳というキャリアの大きな分岐点です。ここで自分のやりたいことが明確になり、それを「今の職場」、「副業」、「転職」、「起業」と4つのキャリアを選択するようになると思います。もし、あなたが、今、20代や30代前半の年齢であれば必ず訪れるこの4つのキャリア選択を意識して仕事をした方がよいでしょう。

　筆者の場合、20代後半から養成校の教員をしながら「いつか経営コンサルタントとして活躍したい」と思っていました。そうなると「今の職場」ではできません。なので最初は「副業」として休みの日を使って開始しました。そして、30歳で個人事業主として本格的に活動を始め、34歳で「転職」、「起業」の選択を考え、最終的には「起業」を選択しました。転職ではなく、起業を選択したのは、すでに副業でコンサルタントとして4年以上の経験があり、その時点で数件の顧客を持っていたことやコンサル以外

にも執筆や講演の実績や依頼もあったためです。最終的には保障はないのですが、「自分を信じて起業」しました。ここで起業できたのはやはり 30 歳から計画的に副業として始めたのが大きかったでしょう。副業に関しては、本書のシリーズである三好貴之・細川寛将（2021）『医療・介護職の新しいキャリア・デザイン戦略【副業編】』を参考にしてください。

　30 歳から徐々に「登る山」を明確にしていきながら、35 歳前後で「今の職場」、「副業」、「転職」、「起業」と 4 つのキャリアを選択するという流れを作れるかどうかで、極端かもしれませんが、その後の一生が決まるといっても過言ではないでしょう。それくらい、20 代から 30 代前半はキャリアにとって重要なのです。きちんと自分でキャリア・デザインを行って、どんなキャリアを歩みたいかを明確にし、それに向けて努力していきましょう。そうすることで、4 つの選択肢のどれを選択してもその後に優位に働いてきます。

## 1-2-4　40 代以降でやるべきこと

　30 代で自分の登る山を明確にし、それを登り始めた人にとっては、40 代はまさに「脂ののった時期」となるでしょう。職場がどこであれ、その中心にいて、毎日、忙しく働いているのではないでしょうか。その中で、40 代に求められるのは、大きく 2 つであると思います。それは「稼ぐ力」と「育てる力」です。

　「稼ぐ力」とは、今の職場で、部下を率いて、利益を最大限に上げられるようなアイデアを生み出していくことです。それには、仕事の効率化による費用の減少も含まれます。そして、「育てる力」とは、専門職としての教育と同時に、社会人や医療人、介護人としての「ヒューマンスキル」の教育です。

　30代後半から40代でこれができれば、おそらく転職先に困ることは無いと思います。筆者は仕事柄、多くの医療機関や介護施設に行っていますが、経営者の困りごとで共通しているのは「管理職不足」ということです。経営者は常に多忙であるため、自分の右腕として働いてくれる人を探しています。今の職場できちんと実績をだせば「部長待遇」でのヘッドハンティングもあるでしょう。

　筆者も34歳で起業するとき、数件の医療法人から「部長待遇」でのオファーをいただきました。もちろん、現場の作業療法士としてのオファーではないので、給与も驚くほどのものでした。ただ、その時はすでに「自分の力を試してみたい」と起業することを決めていましたのですべてお断りさせていただきましたが、このオファーが来たのは、それまでの自分の働き方が間違っていなかったのだと思います。

# 1-3 転職する前の「自分のスキル」を整理する

## 1-3-1　転職を優位に進める 3 つの軸

　転職を優位に進めるためには 3 つの軸があると思います。これは、転職に限らず、キャリア全般に言えることです。その 3 つの軸とは「スキル」、「モチベーション」、「マーケットバリュー」です（**図表 1-5**）。こちらの詳細な解説は三好貴之・細川寛将（2019）『医療・介護職の新しいキャリア・デザイン戦略』で解説していますが、ここでも触れておきます。

### (1)　スキル

　スキルには大きく「社会的スキル」と「専門職スキル」があります。社会的スキルとは、「コミュニケーション」、「プレゼンテーション」のようなヒューマンスキルに加え、「教育力」、「リーダーシップ」など管理職としてのスキルも含みます。もし、管理職としての転職を考えているのであれば、30 代から管理職を経験し、このスキルを伸ばしていきましょう。

　次に「専門職スキル」ですが、これは、それぞれの職種としてのスキルを伸ばしていくことです。例えば、元々臨床で働いていた看護師が、自己研鑽を継続し、大学院に進学したり、学会で発表を頑張った結果、大学教員としてオファーを受けるようなことです。また、「その道のプロ」まで行けば、民間企業からのオファーもあるかもしれません。

　しかし、社会的スキルにしても専門職スキルにしても、転職を考えてい

図表 1-5

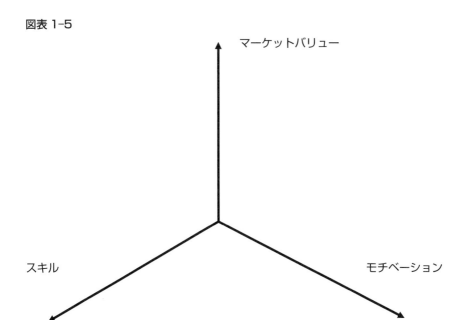

るのであれば基準はあくまでも「社会」で、そのスキルがグローバルにどこの職場でも通用する必要があります。今の職場でしか通用しないような「ローカルスキル」は転職には優位に働きません。では、それは、どこで判断できるのでしょうか。もちろん、それは、職場外である場合が多いと思います。幅広く自分の活動範囲と人間関係を広げていくことが重要だと思います。

## (2) モチベーション

　いくら転職に優位なスキルだからと言って、自分のモチベーションが維持できないものは継続しないでしょう。どんなスキルを伸ばしていくかどうかは、「好き、嫌い」も大いに関係してきます。常日頃から自分のモチベーションが高まる仕事は何かを意識するとよいと思います。例えば、筆

者の場合、養成校の教員をしていたので「人前でしゃべること」、「資料を作ること」、「文章を書くこと」は得意かどうか別にして「好き」でしたし、何時間取り組んでもまったくモチベーションが下がらないことでした。よって、経営コンサルタントに転身してからもこの「人前でしゃべること」、「資料を作ること」、「文章を書くこと」は苦痛どころか楽しくて仕方がなかったですし、起業して10年経っても、未だに飽きずにできることです。あなたも、ぜひ、今の仕事の中で自分のモチベーションが高まる仕事を見つけてください。

## ⑶　マーケットバリュー

　そして、最後はマーケットバリューです。いくらスキルやモチベーションがあっても、マーケットバリューが無ければ、あなたを高く買ってくれる職場は無いでしょう。では、一番、分かりやすいマーケットバリューとは何でしょうか。それは、単純に「希少性」だと思います。世の中には通常の価値に加えて「プレミアム価値」というのがあります。例えば、人気の時計の値段が同じものなのにどんどん値上がりすることもあります（**図表 1-6**）。

　また、旅行の代金は「繁忙期」と「閑散期」で同じ旅程でも値段が倍以上違うことがあります。これは、すべて需要と供給の関係で、経済学では「均衡価格」と言われます。均衡価格は、需要が高まり、需要が供給を超えていくと高くなります。つまり、「希少性」が高いほど、価格は上がっていきます。

　転職においても、希少性は重要です。誰でも持っているようなスキルしかない場合、希少性は低く、高い給与での転職は望めないでしょう。しかし、先ほど説明したように、例えば「専門職＋マネジメントスキル」のようなものがあれば管理職待遇での転職は可能です。また「新規事業の立ち

図表 1-6

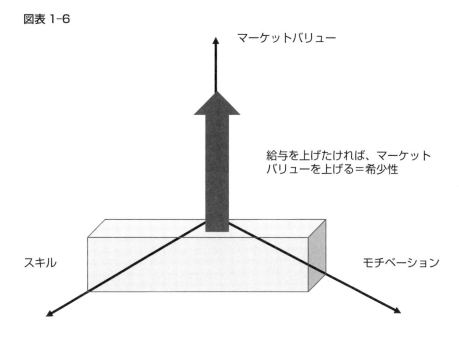

上げ」、「人材育成」、「プログラミングスキル」など医療機関や介護施設では育成が難しいけれども運営上重要なスキルを持っていれば、おのずと希少性は上がるでしょう。

## 1-3-2　プロダクト・ポートフォリオ・マネジメント （Product Portfolio Management）

　PPM とは、本来、多角化を行う企業がどのように資源配分をするかをボストンコンサルティンググループが整理したマトリクスですが、これは個人のスキルにも十分に使えます（**図表 1-7**）。

　まず、自分の持っているスキルを右上の「問題児」に記入します。仕事に関係あるなしに関わらず、「自分はこれができる」というものをどんど

ん挙げていきます。この時点で「自分には何もスキルはない」となると残念ながら優位な転職は難しいでしょう。そのような中途半端な状態で転職をすると、おそらく今と何も変わらない状態になるか、場合によっては仕事の流れや人間関係もリセットされるため、ただストレスが溜まり、転職した意味がなくなるかも知れません。よって、自分は何もスキルはないと思えば、まずはスキルを身につけることが優先です。

　そして、スキルを記入すれば、次は「花形製品」となり得るものは何かです。ここでは、まず、「市場成長率」として、「市場に求められるもの」を考えます。例えば、現在、高齢化が進行している地域では、整形疾患や認知症、介護予防などの需要が高くなるため、おのずと市場成長率が高まり、その分野の専門家の「希少性」も高まってきます。また、同時に「相対的マーケット・シェア」として、自分がその分野で影響力を及ぼせるかを考えます。例えば、自分では介護予防の専門家だと自称していても、それを立証する結果があるかどうかは重要です。今の職場での職務経歴、学会発表や専門誌への記事掲載や取材履歴など客観的に他人からみて「専門家」として認知される結果が必要です。もし、まだ、その結果が出せてい

図表 1-7　成長―シェア・マトリクス（BGG マトリクス）

| 高 ↑ 市場成長率 ↓ 低 | 花形製品<br>(star)<br>成長期待→維持 | 問題児<br>(question mark, problem child)<br>競争激化→育成 |
|---|---|---|
| | 金のなる木<br>(cash cow)<br>成熟分野・安定利益→収穫 | 負け犬<br>(dogs)<br>停滞・衰退→撤退 |

大　　←相対的マーケット・シェア→　　小

ないのであれば、積極的に取り組むべきです。

## 1-3-3 やりたくないことはやらない覚悟を持つ

　PPMにてスキルの整理や今の自分の立ち位置を整理していると過剰に「他人の評価」を気にする人がいます。もちろん、転職は他人の評価によって採用の可否が決まるので、まったく気にしなくてよいということはありません。しかし、いくら市場成長率や相対的マーケット・シェアが高まる価値のあるスキルだとしても、自分が「やりたくない」、「苦手」、「モチベーションが上がらない」のであれば、それはやらない方がよいと思います。キャリアは長期戦です。やりたくないことを長期的に続けるのは絶対に無理です。なので、いくら価値のあるスキルだと思っても自分の気分が乗らないのであれば、それは、やらない覚悟を持って切り捨てましょう。おそらく苦手なスキルを努力して獲得しても、普通レベルにしかならないでしょう。それよりも、得意なこと、好きなこと、モチベーションが高まることをどんどん伸ばしていった方がよいでしょう。

　筆者の場合、「人前でしゃべること」、「資料を作ること」、「文章を書くこと」が自分で得意、好き、モチベーションが上がるスキルでした。もちろん、それは他人から「上手ですね」と言われることもありましたが、まず、自分自身がそれを自覚していました。そして、このスキルを伸ばしたり、客観的な結果に結びつけるために、20代から30代は、セミナー講師をしたり、専門誌への連載をどんどんやっていきました。

## 1-3-4 自己分析ワーク「20の私」

　PPMを作成する時に最初に「問題児」の欄にスキルを挙げていきます

が、意外にこれが難しいものです。自分自身が自分をどれだけ知っているかは、日常生活ではあまり意識することがなく、改めて聞かれると答えを導き出すのに苦労します。ここでは、まず、簡単に「20の私」というワークを行います。

　ルールは簡単です。以下の通り「私は、＿＿＿＿＿＿＿＿です。」の質問に20個答えていくだけです。決して、「正しいことを書こう」、「他の人に見られて恥ずかしくないものを書こう」と思う必要はありません。自分が直感的に思いついたものを書いていきましょう。

① 私は、＿＿＿＿＿＿＿＿＿＿＿＿＿＿＿＿＿です。
② 私は、＿＿＿＿＿＿＿＿＿＿＿＿＿＿＿＿＿です。
③ 私は、＿＿＿＿＿＿＿＿＿＿＿＿＿＿＿＿＿です。
④ 私は、＿＿＿＿＿＿＿＿＿＿＿＿＿＿＿＿＿です。
⑤ 私は、＿＿＿＿＿＿＿＿＿＿＿＿＿＿＿＿＿です。
⑥ 私は、＿＿＿＿＿＿＿＿＿＿＿＿＿＿＿＿＿です。
⑦ 私は、＿＿＿＿＿＿＿＿＿＿＿＿＿＿＿＿＿です。
⑧ 私は、＿＿＿＿＿＿＿＿＿＿＿＿＿＿＿＿＿です。
⑨ 私は、＿＿＿＿＿＿＿＿＿＿＿＿＿＿＿＿＿です。
⑩ 私は、＿＿＿＿＿＿＿＿＿＿＿＿＿＿＿＿＿です。
⑪ 私は、＿＿＿＿＿＿＿＿＿＿＿＿＿＿＿＿＿です。
⑫ 私は、＿＿＿＿＿＿＿＿＿＿＿＿＿＿＿＿＿です。
⑬ 私は、＿＿＿＿＿＿＿＿＿＿＿＿＿＿＿＿＿です。
⑭ 私は、＿＿＿＿＿＿＿＿＿＿＿＿＿＿＿＿＿です。
⑮ 私は、＿＿＿＿＿＿＿＿＿＿＿＿＿＿＿＿＿です。
⑯ 私は、＿＿＿＿＿＿＿＿＿＿＿＿＿＿＿＿＿です。
⑰ 私は、＿＿＿＿＿＿＿＿＿＿＿＿＿＿＿＿＿です。

⑱ 私は、_____です。

⑲ 私は、_____です。

⑳ 私は、_____です。


　さあ、いかがだったでしょうか。いくつ回答できたでしょうか。筆者も最初にこのワークをした時は、10個埋めるのが精いっぱいでした。このワークの回答でよくあるのが、最初は名前や住所、職業などの「客観的な情報」です。しかし、その情報が尽きると次には好きなもの、自分の性格などの「主観的な情報」が記入されます。もちろん、客観的な情報の中にも仕事のスキルとして役立つものもありますが、主観的な情報の中にもスキルが存在します。例えば、「人と関わるのが好き」「イラストが得意」などは履歴書の「趣味・特技」に書いてもおかしくありません。また、医療・介護職なので、「人と関わるのが好き」は、強みになります。あとは、仕事上のスキルとしてどのように「花形」にするのかを考えればよいのです。

# 1-4 | 転職を優位にするためには 自分のマーケットバリューを高める

## 1-4-1　転職 2.0 の時代

　村上臣（2021）『転職 2.0　日本人のキャリアの新・ルール』では、かつての転職 1.0 時代は終身雇用が主流でいかに 1 回の転職を成功させることが目的でしたが、終身雇用制度が終焉し、企業の寿命が短縮していく中、これからの転職の目的は、複数回の転職を経験しながらいかに「自己の市場価値の最大化」をしていくかであり、転職はそのための手段だと指摘しています。医療・介護職の中にも複数回の転職歴を持つ人は多いでしょう。しかし、その転職の結果、「自己の市場価値」は高まっているのでしょうか。例えば、前職と転職先でまったく同じような仕事しかしていなかった場合、それは自分の市場価値を高めていることにはなりません。確かに多少、給与が上がったり、処遇が良くなったりすることもあるかもしれませんが、市場価値が高まっていない以上は、いつか頭打ちとなります。

　このように短期的な視点ではなく、長いキャリアの中で「最終的には自分はどうなりたいか」という長期目標を立てて、それに向けて「今は、どのような仕事がしたいか」と逆算的に思考して、それができる職場に転職するべきだということです。

　筆者は、20 代で病院から養成校の教員へ転職しましたが、その理由は「勉強したかったから」です。当時の長期目標は「日本全国で活躍できる作業療法士になりたい」とぼんやりとは思っていました。そのために逆算

して、20代ではしっかりと勉強する必要があると考えていました、しかし、病院の仕事は多忙で落ち着いて勉強をするのはなかなか難しい環境でした。なので、転職先は、同じ病院ではなく、勉強しやすい環境である養成校にしました。このように長期目標は必ずしも明確である必要はなく、ぼんやりとでもよいと思います。また、自分が尊敬する先輩をロールモデルにして「あの人みたいになりたい」でもよいと思います。

　重要なことは、長期目標から逆算して「今、何をすべきか」を考えて、その環境を作っていくことだと思います。キャリアの相談に乗っていると「大学院に行った方がよいと思いますか」、「これからは英語を勉強した方がよいですか」、「医療・介護業界とは別の資格を取った方がよいですか」などの質問を受けます。その答えは、長期目標次第だということです。大学院も英語学習も資格取得もあくまでも長期目標に向かうための「手段」であり、それをすれば、皆が同じように昇給したり、転職が優位になったりするわけではありません。

## 1-4-2　20代はメタ学習が重要

　長期目標からの逆算で、どんな環境で働くか、また、どんなスキルを身につけていくかを考えていく場合、何もたくさんのスキルを身につける必要はありません。例えば、30代からは管理職として働きたい場合は、マネジメントスキルを身につければよいでしょう。マネジメントスキルは、管理職にならなくても身につけることはできます。部署内の小さなプロジェクトリーダーに立候補したり、管理職のアシスタントをしたり、場合によっては、上司からいろいろと話を聞くだけでもよいでしょう。さらには、マネジメントに関する書籍やセミナーなど学ぶ機会はたくさんあります。また、管理職ではなく専門職としてのキャリアを考えているなら、な

おさら学ぶべきことや学び方はより明確だと思います。

　筆者は 20 代の前半は、作業療法士としての専門職のキャリアを考えていました。特に筆者は脳卒中のリハビリに興味がありましたので、本当に脳卒中ばかり勉強していました。さらに養成校の教員になれば、すべての疾患に対応しなくてもよかったので、整形外科や認知症などの疾患はまったく勉強せず、本当に「脳卒中漬け」でした。あえて幅広くスキルを身につけるのではなく、脳卒中に絞ったことで、「あの人は、脳卒中が得意な人」というイメージを持ってもらえるようなりました。おかげで、最初は自分で勉強していただけですが、養成校の授業でも脳卒中を担当し、毎週学生に授業をし、徐々に研修会の講師や現場の指導を頼まれるようになり、さらには、地域の勉強会の講師や勉強会の立ち上げのメンバーに選ばれたりと徐々に活動範囲が広がっていきました。

　そして、30 代になり今度は脳卒中ではなく、経営コンサルタントとして「マネジメントスキル」を身につけるときにはすでに脳卒中で身につけた勉強方法を使って、中身を脳卒中からマネジメントに変えるだけでした。このように、スキル自体を身につけるのも重要ですが、それと同時に「自分はどうやったら効果的にスキルが身につくのか」というメタ学習も同時に身につけていきましょう。

　筆者がマネジメントスキルを身につけていった過程は、脳卒中のスキルを身につけていった過程とまったく同じです。まず、自分で勉強したことを、非常勤先の病院や介護施設で実践し、実際に、業務改善委員会を立ち上げて、その責任者になりました。そして、ある程度経験を踏んだ段階で、対外的にそのノウハウや事例を話すためにセミナー事業を始めると、徐々に講演や専門誌の執筆依頼、さらにはコンサルティングの依頼が来るようになりました。

　長期目標から「何を学ぶか」ということも重要ですが、もう 1 つ「どの

ように学ぶか」も意識するとよいでしょう。それが分かれば、徐々に複数のスキルを効果的に身につけられるようになります。

## 1-4-3　35歳までにはどこかで必死に働く（学ぶ）時期を作る

　1つのスキルを身につけるまでにどれくらいの時間が必要でしょうか。マルコム・グラッドウェル（2009）『天才！成功する人々の法則』や藤原和博（2015）『10年後、君に仕事はあるのか？――未来を生きるための「雇われる力」』では、その時間を「1万時間」としています。1日どれくらいそのことに関わるかによりますが、おおよそ5年から10年というところでしょう。そうなると、大学を卒業して22歳から、転職限界説の35歳までは、13年しかないので、身につけられるスキルは、1つか、2つしかないのです。

　筆者の場合、最初は脳卒中のスキルを身につけるために、たくさん勉強しました。もちろん、筆者よりも勉強していた人はたくさんいたと思いますが、「脳卒中の分野で独り立ちできるようになりたい」と思っていました。なので、毎週、研修会に参加したり、週に1、2回は夜中まで友人と勉強会をしたり、専門書を買いあさったり、学会発表も毎年やっていました。そして、約10年ほど経過した30歳の時に「これで作業療法士として食べていける」と何となく自信を持ちました。そして、次に経営コンサルタントを始めてからも、同じように研修会の参加、専門書、MBA大学院と勉強し、やはり10年後の40歳になって「これで経営コンサルタントとして食べていけるだろう」と自信を持てました。筆者の場合、物覚えが良い方ではないので、10年かけて1つのスキルを身につけています。特に、学び始めの最初の5年は「意図的に」必死に働きながら勉強しています。

　以前、筆者の元にキャリアの相談に来た医療職の方がいました。彼は「医

療の仕事よりもプログラミングの仕事がしたいので勉強したいが、その時間が無い」と言っていました。このようなことは誰でも経験することでしょう。時間は常に有限です。新しいことを始めるときは、何かをやめなければなりません。筆者も経営コンサルタントの勉強のために、毎日、平日の夜 2 時間と土日の半日を勉強に費やしました。本当にそのスキルを習得し、その仕事に転職なり、起業なりしようと思えば、それくらい本気でやらなければ身につかないでしょう。「時間が無いなら時間を作る、環境がないなら環境を作る」ことです。35 歳までに限られた時間にどんなスキルを身につけるかで、その後のキャリアは大きく変わります。

## 1-4-4　誰もやらないことこそ価値がある

　藤原和博（2015）『藤原先生、これからの働き方について教えてください。』では、働く人の時給を決めるのは「希少性」だと指摘しています。例えば、ハンバーガー店やコンビニのアルバイトの時給が 800 円程度だとしたら、シニアレベルのコンサルタントでは、時給 8 万円の人もいるため、その差は 100 倍もあり、その差を生み出しているのが「希少性（レアさ）」だということです。逆に時給の低い仕事の人たちは、マニュアル通りの定型的な仕事やほとんど知識や技術がなくても仕事が成り立つ人たちです。

　医療職の人たちは、専門的な知識や技術があるため「希少性」が高いと言ってもよいでしょう。よって、医師や看護師は比較的時給が高い職種です。介護職も最初は「家族の代替え的存在」であまり時給は高くありませんでしたが、高齢化が進むにつれて国民の介護への意識の高まりや介護職不足などから徐々に時給は上がってきています。

　しかし、その専門職のスキルだけでは、時給には限界が来ます。それは、私たち医療・介護職は「公定価格」の中で働いているからです。診療報酬

や介護報酬は、働く人の時給も鑑みて設計されています。専門職のスキルだけで時給を上げていくには、診療報酬や介護報酬が上がっていけば可能でしょう。しかし、現在、上がっているのは、介護職の処遇改善くらいで、全体的には報酬はマイナス傾向です。よって、医療・介護職の専門的スキルだけで時給を上げていくのは難しいでしょう。

　では、どのように時給を上げていけるかというと「掛け合わせによる付加価値」です。「専門職のスキル×○○のスキル」です。例えば、筆者の場合ですと「作業療法士×マネジメントスキル」です。おそらく筆者は日本で初めてリハビリ職から経営コンサルタントとして起業しました。当時、筆者のようなことをしているリハビリ職がおらず、リハビリ部門を強化したい医療機関や介護施設の経営者からのニーズはかなりありました。もちろん、作業療法士としてもらう報酬よりもかなり高くいただいておりました。これは、筆者の能力うんぬんの前に「作業療法士×マネジメントスキル」という希少性に価値があったのだと思います。

　同じ医療・介護業界に転職を考えるならば、やはり「マネジメントスキル」、「教育スキル」、「コミュニケーションスキル」など経営者が欲しいスキルを磨いていくのは転職には優位に働くでしょう。また、ここで重要なのは「医療・介護業界からは離れない」ことです。それは全く別の業界に行ってしまえば、すべて「1から」スタートです。しかし、業界が同じならばある程度の「アドバンテージ」の中でスタートできます。筆者も経営コンサルタントと言いながら、顧客は医療機関や介護施設だけです。20代の早いうちならよいですが、30代になって業界を変えるのはあまりおススメしません。医療・介護業界でマーケットバリューのあるスキルを身につければ転職を優位に進めていけるでしょう。

# 第2章

# 転職を成功させるための
# ポイント

# 2-1 これから伸びる優位なマーケットにいく

## 2-1-1　初年度年収 600 万円の時代

　筆者が、作業療法士になったのは、今から 20 年以上前ですが、当時はまだ病院に作業療法士がいるのが珍しい時代でした。脳卒中や骨折をしてもリハビリを受けたことがない患者やまだまだ寝たきり患者が多くいました。当時は、介護保険のスタート直前で、政府の新ゴールドプランにてホームヘルパーの増員や介護施設の増設と共にリハビリ専門職の増員も行われていました。また、医療でも当時、病気が良くなっても介護者がいないことで退院できない「社会的入院」が問題視されており、この問題解決の切り札として「リハビリ」が注目されます。養成校に届く、医療機関や介護施設からの求人には学生の 100 倍を超える求人数があり、まさに「選び放題」の売り手市場でした。初年度の年収が 600 万円を超える求人も珍しくありませんでした。

　なぜ、この話をしたかというと、第 1 章の冒頭で説明した通り、就職や転職市場には「売り時」と「売り場所」があり、これを正しく見極める必要があるということです。

　筆者も 20 年以上、医療・介護業界で働いていると、その中でも「栄枯盛衰」があります。例えば、筆者の属するリハビリ業界では、2000 年前後に新ゴールドプランや介護保険導入で需要が高まり、2006 年にも同じように回復期リハビリ病棟が増加したことで、再度需要が高まりました。

他にも看護業界では、2006年に一般病床の7対1入院基本料の看護配置導入によって全国で看護師争奪戦が行われ需要が高まりました。このように、同じ職種でも需要が高まる時期とそうでない時期があります。

### 2-1-2　製品ライフサイクル理論

　ある製品が市場に出て、市場で安定するまでには4つのライフサイクルの時期をたどるという製品ライフサイクル理論というものがあります。まず、市場に出てすぐの「導入期」、そして、それが売れ始め需要が高まり、供給が不足する「成長期」、そして徐々に需要と供給が均衡する「成熟期」、そして、その製品が徐々に市場から売れなくなる「衰退期」の4つです（**図表2-1**）。この中で、一番価格が上がるのが「成長期」です。つまり、個人のスキルも重要ですが、転職後の給与や処遇を決めるのは、このライフサイクル次第でもあります。

図表2-1

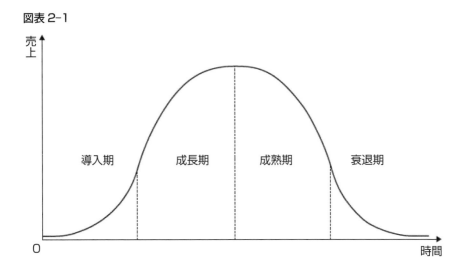

　医療・介護業界の中でも成熟期や衰退期に位置するような機能を担っている医療機関や介護施設では高い給与や処遇に恵まれるのは難しいでしょう。そのような施設はすでに給与体系が固定されていたり、高い給与や処遇に恵まれている人が役職者として席が埋められているため新参者が入ってもヘッドハンティングでの転職でもない限り、その恩恵を受けるのは難しいでしょう。しかし、これから新しいことを始めようという医療機関や介護施設では、新規事業の立ち上げの経験やスキルを持った人材はまさに「喉から手が出る」ほど欲しいでしょう。筆者の知人でも最初は「現場の職員」から法人の介護事業の立ち上げで、どんどん出世した人が何人もいます。また、そのノウハウをもとに、優位な立場で転職して給与や処遇をどんどん高める人や起業して成功する人も多く見てきました。

　つまり、転職するなら「これから伸びるマーケット」にチャレンジしようとする医療機関や介護施設が良いということです。ここでの経験はまさに「一生もの」と言ってよいでしょう。

## 2-1-3　成長期を見極める

　転職するのであれば、製品ライフサイクルの中でも需要が高まり、供給が少ない「成長期」がベストです。筆者が、作業療法士から経営コンサルタントに転身したのもこの製品ライフサイクル理論に基づいていました。当時、養成校の教員をしていましたが、周囲にたくさん同じようなリハビリ養成校が設立されていきました。また、筆者の勤務する養成校もどんどん入学定員を増やしていました。つまり、この時期は少子化問題で将来が不安な高等教育機関においてリハビリというコンテンツは「成長期」でした。そして筆者は、その現場にいながらふと思いました。

「どんどん増えていくリハビリ職を誰がマネジメントするのだろうか」

「きっと、マネジメントスキルのあるリハビリ職の需要は高まる」

しかし、当時はリハビリ業界の「成長期」です。リハビリ職の資格を持っていれば「一生安泰」と言われていた時期でした。そんな時に「これからマネジメントスキルが必要だ」と言っても誰にも相手にされませんでした。つまり、この時期はリハビリ業界自体が成長期ですが、次に訪れる「リハビリ部門のマネジメント」は、まだまだ「導入期」でした。しかし、この時期、介護施設がどんどん設置され、その「成長期」の裏で多くの介護施設がすぐにマネジメントの問題に直面していました。介護施設のマネジメントの問題は、経営においては、「リハビリ部門」のような局所的な課題ではなく、施設全体の課題です。離職や人間関係、利用者からのクレームなど悩みを抱える経営者は多くいました。よって、筆者は「介護施設」に特化してコンサルティングを始めていました。それから数年後、予測通りリハビリ業界にもマネジメント不足の問題が顕在化され、筆者のもとにも「リハビリ部門を何とかして欲しい」との依頼が増加するようになりました。

では、あなたの持ち得るスキルは製品ライフサイクル理論でいえば、どこの時期でしょうか。誰でも持っているスキルでは既に「成熟期」か「衰退期」でしょう。あなただけが持っていて、かつこれから伸びる市場は何でしょうか。転職を優位に進められるベストなタイミングはあなたのスキルが求められる「成長期」です。それまで、虎視眈々と自分のスキルを磨いたり、新たに身につけたりと自己研鑽に励みましょう。

## 2-1-4　自分をコモディティ化させない

　**図表2-2**は、個人と組織の関係を図式化したものです。もし、今の職場が終身雇用制や年功序列制度で、かつ、あなたが、一生、今の職場で働きたいのであれば、その職場でのみ通用する「ローカルスキル」を磨き続けながら、組織の中で自分の影響力を高めていけばよいでしょう。しかし、終身雇用制や年功序列制度は多くの医療機関や介護施設で終焉しています。また、まだ残っていたとしても「この先も続く保証」はどこにもありません。例えば、公立病院も独立行政法人化すれば、給与制度変更は十分に考えられますし、人口減少の中、大病院や大規模介護施設が今のままの規模を維持し続けるのは難しいでしょう。

　ある組織で長年働いていると、組織のルールや業務を身につけるだけではなく、その組織の「風土」、「分化」、「考え方」など内面的なものも習慣化していきます。もちろん、これは、就職した後に早くその職場に適応していくための手段で、これを「組織社会化」といいます。しかし、これは、その組織でのみ通用するローカルスキルである場合が多く、その組織で働き続けるには問題ないのですが、転職においてはデメリットとなる場合もあります。

　もし、将来転職をしたいのであれば、組織に適応して、その後、受動的に働くのではなく、今度は、「スキル」にフォーカスして、「この組織で、自分が役立つスキルは何か」、「自分のスキルでこの課題を解決できないか」など、自分を主体として、能動的に働くようにしていきましょう。「医療や介護の仕事なので、患者や利用者への仕事をすれば十分だ」という考え方もあります。周りを見渡せば、そのような考え方を持っている人が多数でしょう。また、中には「今の仕事で手一杯で、これ以上仕事を増やした

図表 2-2

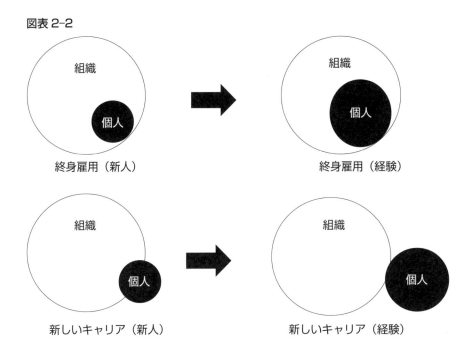

くない」という人も多いでしょう。しかし、これでは、あなたは、「その他大勢の中の1人」に埋もれてしまいます。あなたが、その他大勢の中の1人にならないためには、「今の仕事」+「組織の仕事」を実践することです。この「+組織の仕事」の部分は、マネジメントや教育、広報など他の組織でも十分に使える「ポータブルスキル」である場合が多く、このスキルは転職にはかなり優位に働いてきます。転職を優位にもっていくためには、いかに自分に多くの付加価値をつけるかです。「仕事が増えるから」という理由だけで、ポータブルスキルを身につける機会を逃すのは非常にもったいないことです。もし、転職しなかったとしても、今の職場で十分に重宝されることでもあります。自分にとっても、組織にとってもプラスになります。

# 2-2 医療・介護業界で求められる ４つの付加価値スキル

## 2-2-1　マネジメントスキル

　では、転職に優位となる「組織の仕事」とはどんなものがあるでしょうか。代表的なものでいえば、やはりマネジメントだと思います。マネジメントの規模は大なり小なりありますが、すでに20代後半か30代での「役職者としての経験」や「プロジェクトリーダー」などマネジャーとしての経験を持っていることは転職にはかなり優位でしょう。もちろん、経験だけあってスキルが無いと困ります。

　マネジャーとして必要なスキルは数多くあります。目標設定、計画立案、プレゼンテーション、コミュニケーション、連絡調整などです。これらは、まさに実践知であり、経験しないと身につかないスキルです。どんなに小さな部署やプロジェクトでも中身はほとんど同じです。そして、医療・介護業界ではこのようなマネジメントのスキルを持った人は多くありません。それは、養成校でも就職しても「教わっていない」からです。

　一般企業の場合、昇格試験や管理職になるための研修が多くありますが、医療・介護業界ではほぼありません。しかし、医療機関や介護施設にマネジメントが不要なわけではなく、むしろ労働集約型である医療機関や介護施設は、マネジメントが非常に重要なのです。だからこそ、マネジメントスキルを持っている人を経営者はまさに「喉から手が出るくらい」欲しいのです。

## 2-2-2　教育スキル

　次に、教育スキルです。ここで重要なのは、自ら成長するスキルではなく、人を成長させることのできる教育に対するスキルです。医療・介護業界にはまだまだ「徒弟制度」のような教育や「見て学べ」、「スキルは盗め」のような風潮が無きにしも非ずですが、今の時代、それだけでは人は育ちません。また、教育に力を入れていない医療機関や介護施設は、間違いなく新卒採用は難しいでしょう。また、新卒や若い世代のスタッフが就職しても、「ここで学べるのは現場の経験だけ」と感じると、ある程度経験すれば辞めてしまいます。

　よって、まずは、人を教育できるスキルである、コミュニケーションやプレゼンテーションスキルは必要でしょう。また、教育自体をマネジメントしていくならば、マネジメントスキルも求められます。

　医療・介護職であれば、何年か経験を積めば、新人や学生の「教育担当」に任命されるでしょう。そこで、自分の将来を見据えて、教育者としてのスキルをしっかりと磨いていくことが重要です。そして、ここでの結果は、自分の知っている知識を教えるだけではなく、「相手が成長すること」です。ここが教育の難しいところです。また、教育はすぐに結果の出るものでもなく、半年、1年、3年と時間のかかるものです。

　転職においては、教育経験のある医療・介護職は非常に重宝がられます。それは、どこの医療機関や介護施設も教育には手を焼いているからです。先ほどのマネジャーも同様ですが、教育スキルを持った職員がそんなに多くいるわけではありません。しかし、医療機関や介護施設には次々と新しいスタッフが入ってきます。教育できるスタッフは不足しています。さらに、教育担当をしていたり、組織の教育員会のメンバーだということは、

その組織では「優秀であることの証明」にもなるでしょう。専門職としての知識や技術、さらには人間性も含めてその組織で認められていることの証左になります。

## 2-2-3　マーケティングスキル

　マーケティングとは、様々な捉え方がありますが、単純に医療機関や介護施設の機能、役割、特徴などを地域の住民や求人者に知ってもらう活動と言ってもよいでしょう。どんな医療機関や介護施設でも患者や利用者がいなくなれば、倒産してしまいます。また、いくら自分たちが素晴らしい医療・介護を提供していたとしても誰もそれを知らなければ、使おうとしません。

　また、新しいスタッフが入らず、人員欠如となれば大変です。スタッフ不足で新規の患者や利用者の受け入れを中止したり、病棟閉鎖をしている医療機関や介護施設もあるくらいです。よって、一見、マーケティングなんて医療・介護職には関係ないように思えますが、医療機関や介護施設を経営する上では非常に重要です。

　しかし、医療・介護職は、さきほどのマネジメントスキル同様にマーケティングスキルなんて学んでいる人はほとんどいません。よって、医療機関や介護施設は、マーケティングが非常に弱いのです。もちろん、医療では広告規制がありますし、介護でも過剰広告は行政指導の対象になります。

　さらに、新しい診療科を新設したり、健診センター、介護施設を作ったりする場合には、必ず市場調査を行いますが、これを組織内でできる人間はまずいないでしょう。なので、これを高額な費用を払って外部業者に委託しているのです。

　では、マーケティングスキルを身につけるにはどうしたらよいでしょう。

　それは、新規事業の立ち上げメンバーになることです。新規事業ともなれば、市場調査、集客、事業コンセプト立案、資金計画など必要なマーケティングプロセスを一気に学ぶことができます。

　筆者は、経営コンサルティングもしているので、新規事業の立ち上げに関わることも多くあります。もちろん、他法人での事業ですので、筆者のいない間、事業を動かすスタッフがいます。そして筆者は、コンサルタントなのでその法人に関わるのは期間限定です。なので、筆者がいなくなっても困らないように、自らのノウハウをすべてそのスタッフにお伝えするようにしています。このように、外部の専門家がマーケティング担当として雇われているなら、マーケティングスキルを身につけるのには絶好の機会です。

## 2-2-4　ITスキル

　近年では、医療・介護業界もIT化が進んできました。医療・介護ともに電子カルテやコミュニケーションツールとしてのイントラネットが普及してきました。おそらく、今後もさらにIT化が進んでいくでしょう。

　電子カルテやイントラネットのような高度なITでなくても、ホームページやブログなどは今や業者に依頼しなくても個人が安価で作れるようになりました。例えば、ホームページであれば、かつては専門業者に依頼し、数百万円もかけていた医療機関や介護施設もありました。しかし、今は、数万円であっという間に作ることができます。

　時代は情報化の時代です。情報が無い、もしくは更新されていないのは「存在しない」のと一緒です。どれだけ、鮮度の良い、分かりやすい情報を出せるかによって医療機関や介護施設のマーケティングが決まっていきます。

　特に医療機関でも若い世代の患者を対象としている場合は、ITの充実は必須でしょう。また、介護施設でも求人には欠かせないものです。

　筆者の知人には、趣味で個人のブログを開設していた人が、たまたま法人のホームページのリニューアルに関わりました。他のスタッフはホームページ業者の説明もよく分からず困惑していたところ、先頭に立って業者とやり取りして感謝されていました。そして、その活躍ぶりが買われ、組織全体の広報活動の責任者に抜擢された人もいます。

　確かに得手不得手がありますので、全員がこのスキルを身につける必要はありませんが、マネジメントや教育、マーケティングなどは、ある程度「立場」がなくては始められませんが、ITに関しては、1人でも始められます。

　そして、転職時に「前職では、本職に加えて、施設のホームページの管理をやっていました」などと言えば、「ぜひ、うちでもやってもらおう」となるはずです。特に中小規模の法人では、法人内にITスキルを持ったスタッフは皆無なので、重宝がられるでしょう。

# 2-3 職場選びは名詞ではなく、動詞を意識する

## 2-3-1　職場選びは名詞ではなく、動詞で選ぶ

　転職をしてすぐに「思っていたのと違っていた」というリアリティ・ショックを受け、すぐに職場の不満分子化してしまったり、最悪の場合、1か月も満たないうちに退職したりしている人がいます。このような人の特徴は、「職場を名詞で選んでいる」タイプの人が非常に多いことです。

　例えば、Ａさんという看護師は、看護大学を卒業後、急性期の大病院で勤務していました。そして、Ａさんは、30歳を機にもう少しのんびりと仕事がしたいと思うようになり、地域の中規模病院へ転職しました。しかし、この中規模病院は、地域の高齢者がひっきりなしに入院してくる病院であり、また、大病院ほど看護師の数もおらず、気付けば、前職の大病院の方が楽に仕事ができていました。結局、Ａさんは自分の希望が叶えられずに3か月も経たずに退職することになりました。

　さて、このような事例は皆さんの周りにもあったのではないでしょうか。Ａさんの転職の失敗は「大病院よりも中規模病院の方が楽に仕事ができる」と思い込んでいたことです。つまり、大病院、中規模病院という「名詞」が持つイメージで転職を決めていたということです。

　では、逆に転職がうまくいく事例はどうでしょうか。Ａさんと同じようなキャリアを持つＢさんも大病院から中規模病院へ転職しました。Ｂさんは、大規模病院では、「すぐに患者が退院してしまうため、もう少し

１人の患者と長く関わりたい」、「急性期だけではなく、在宅医療も経験を積みたい」と思っていました。つまり、これは「動詞」です。

　介護業界も同様です。「介護がこれから必要となる」、「介護士の給与が上がっているらしい」などの名詞に対するイメージで他業界から転職してきた人ほど、長続きしません。逆に、「高齢者と関わるのが好き」、「チームで仕事をしたい」という「動詞」が転職の動機になっている人は比較的、転職はうまくいきます。

## 2-3-2　名前や病床機能ではなく、好きと強みで選ぶ

　つまり、自分は転職先で「何をしたいのか」「どのように働きたいのか」という明確なミッションを持って転職するべきだということです。特に同じ医療でも病床機能が違ったり、入院と外来、在宅ではまた働き方が大きく変わるでしょう。また、介護でも介護施設の種類や入所、通所、在宅で変わってきます。

　養成校を出て最初の就職先やまったくの他業界から医療・介護業界に転職してきた場合は、まさに「右も左も分からない状態」であり、その職場や仕事が自分に合っているかどうかは分からないでしょう。しかし、何年か経験し、徐々にいろいろなことが分かりだすと今の職場に不満が出てきたり、隣の職場が良く思えてきたりと変化が出てきます。これは誰もが通る道ではありますが、そこで考えてもらいたいのは「自分」のことです。

　今の仕事の中で、何が好きなのか、何が得意なのか、何をしている時が楽しいのかなど自分のモチベーションが上がるのは、何をしている時なのかということです。

　どんなに給与が高くても、処遇が良くても「嫌いなことや苦手なこと」

を毎日、続けるのは不可能です。逆に、自分の好きなこと、得意なこと、楽しいことであれば、毎日、続けるのは簡単でしょうし、正直「仕事」という感覚も無くなっていくのではないでしょうか。同じ仕事でも「嫌い、苦手、楽しくない」という気持ちで働いている人と、「好き、得意、楽しい」という気持ちで働いている人とでは、その仕事の結果は大きく変わってきます。

> 質問：あなたは、今の仕事の中で、好き、得意、楽しいと思うこと何ですか。それを動詞で答えてください。
> 例：患者と話している時、チームで問題を話し合っている時など
> ・
> ・
> ・
> ・
> ・
> ・

　日本人の仕事に対する考え方である勤労観は、戦前の「お国に尽くす」という「勤労奉仕」でした。これが戦後、対象が国から企業に変わりました、従業員は、終身雇用や年功序列という「生活の保障」を企業にしてもらう代わりに、「忍耐」、「我慢」をするものだという勤労観が醸成されていきました。しかし、すでに終身雇用や年功序列など従業員の生活を守る雇用制度は崩壊しています。なのに、忍耐と我慢の勤労観だけ残っているのは、おかしなことです。自分の仕事をもっと好きに楽しんでよいのです。

## 2-3-3　好き、得意、楽しいの３分類 TCL とは

　転職には、自分の好き、得意、楽しい、動詞を考えるべきだといってきました。森岡毅（2019）『苦しかったときの話をしようか　ビジネスマンの父が我が子のために書きためた「働くことの本質」』では、自分の好きな行動の動詞を50個から100個書いて、それを

① 　Thinking
② 　Communication
③ 　Leadership

の３つに分類することで、仕事の方向性を決めるべきだと指摘してます。例えば、考えること、問題を解くこと、計算することなどが好きな人は、① Thinking に該当し、向いている職種として、コンサルタントや研究職などを挙げています。また、人と会うことや話すことが好きな人は② Communication に該当し、向いている職種として、営業職、広報などを挙げています。最後に何かを達成すること、挑戦することが好きな人は③ Leadership に該当し、管理職、経営者などを挙げています。

　筆者の場合、元々子供のころから、他の誰かと一緒に何かをすることよりも１人で物事を考えることが好きでした。もちろん、今も経営コンサルタントとして医療機関や介護施設の経営再建や業務改善を行っていますが、一番楽しいのは「どのように変えていこうか」と考えている時間です。もちろん、自分の会社でも同じように「これから会社をどうしていこうか」、「売上を上げるにはどうしたらよいか」と常に考えています。自分のデスクに座って、パソコンの画面を睨みながら考えることもありますが、それ

以外にもトイレの中や車の運転中、新幹線の移動中、病院の待ち時間、朝起きた瞬間などいつも考えています。この話を他の人にすると「疲れませんか」と言われますが、逆に楽しくて仕方がないのです。プライベートでも旅行で一番楽しいのは、旅行を計画している時です。「何時に出発して、何で移動して、何時に、どこに到着して」など考えている時が一番楽しいのです。逆に、行先も時間も決めず、「あてのない旅」は苦手です。

　つまり、これは仕事上の話だけではなく、自分の性格や人間性といったパーソナリティも含めて考えるとよいでしょう。一番避けたいのは、「給与が良いから」、「規模が大きいから」、「安定しそうだから」などと転職先の勝手なイメージだけで決めないことです。転職の主体は、転職先ではなく「自分」です。自分に合った職場に行きたいのならば、自分の好きなこと、得意なこと、楽しいことを明確にしておくべきです。

## 2-3-4　キャリアとは自分のもの―他人との比較をやめよう

　本章のテーマである「転職を成功させるためのポイント」として、製品ライフサイクル理論に基づく成長期の見極めや専門職＋αの付加価値としてのスキル、そして、自分の好きなこと、得意なこと、楽しいことの動詞で転職先を選択することについて解説してきました。そこで、これらを「相対評価」ではなく、自分自身の「絶対評価」で考えていくことです。

　日本の教育は、以前よりもかなり緩和されたとはいえ「競争原理」に基づいています。テストの成績で順番が決まり、成績の良い方から順位をつけられ、「優劣」で評価されます。もちろん、これが勉強のモチベーションになるという良い効果になればよいのですが、逆効果もあります。それは、「他人との比較」を常に強いられているということでしょう。

　「同じ職種なのにあの人の方が、給与が高い」、「同じ年なのに出世が早

い」、「同じように仕事をしているのにあの人の方が評価が高い」など自分と他人とを比較して、怒ったり、落ち込んだりしている人をよく見かけます。

金井壽宏（2002）『働く人のキャリア・デザイン』では、キャリアは、他人からの良し悪しではなく、自分自身の評価が最も大切だと指摘しています。

例えば、高い給与を稼ぎ、高級車に乗り、高層マンションに住んでいる人と、山の中で自給自足の生活を過ごし、大自然に囲まれて生きている人とでは、どちらが良くて、どちらが悪いのでしょうか。これは、生活している本人が決める話であって、一般論として語ったり、他人が評価したりするものではありません。これは、仕事もまったく同じです。

そもそも他人のキャリアで一喜一憂する意味もまったくありません。もちろん、参考にすることはあってもよいと思います。しかし、他人の給与が高いことや出世が早いことは気にする必要もないことです。そもそも、あなたのキャリアとは関係のないことです。

筆者の大好きな講演家である中村文昭（2009）『お金でなく、人のご縁ででっかく生きろ！』では、「人の悩みの大半は他人との比較」だと言っています。自分のキャリアを他人と比較し、悩んだり、悔んだりする意味はまったくありません。むしろ、自分らしくキャリアを歩むことが一番重要なのです。

# 2-4 転職で悩んだ時に役立つ キャリア・デザインの知識

## 2-4-1　キャリア・トランジション

　どんな人でも転職を考えた時に悩むと思います。それは、「転職することが自分にとって良いことなのか」という確証がないためです。また、場合によっては、「今の職場も悪くないんだけど」と多少なりとも未練がある場合も多くあります。しかし、どのようなタイミングであれ、転職しようと思うということは、何らかのきっかけが存在ます。それは、他の職場の話を聞いて「うらやましい」、「すごいなあ」と思い「自分もそんな職場で働いてみたい」というポジティブなものもあれば、逆に、「一生懸命、働いても評価されない」、「正しいと思ってやっていたことが、実は間違っていた」などという、今の職場でのネガティブな経験も転職を決意するきっかけになるものです。

　転職を決意したり、また実際に転職したりするような「キャリアの節目」を「キャリア・トランジション」と言います。ウィリアム・ブリッジズ (2014)『トランジション　人生の転機を活かすために』では、キャリアの節目は「終わりから始まる」としています（**図表 2-3**）。

　「今までこれが正しいと思ってやってきた」、「これをすれば評価されるはずだ」という考え方が否定され（終わり）、その後、悩み、苦しみ（ニュートラルゾーン）、それを経て、新たな考え方を身につける（始まり）となります。ここでのポイントは、どのようなニュートラルゾーンを過ごすか

図表 2-3

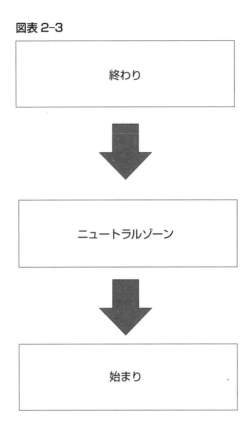

で、次の始まり方が決まってくると言うことです。

　最初は、周りの人に愚痴を言ったり、職場の文句を言ったりするでしょう。しかし、その状態だけでは、いつまでたっても次の始まりへ移行しません。どこかのタイミングで「本当に自分はこれがやりたかったのか」、「このままこの職場で自分は成長できるのか」と、思考を「職場や他人」から「自分」へ置き換えてみましょう。

## 2-4-2 キャリア・ドリフト

　キャリア・トランジションにおけるニュートラルな時期に慌てて転職を決めるのは得策とは言い難いです。それは、やはり、ニュートラルゾーンで悩み、苦しみ、そして自分への思考を向けた結果、判断した方がよいからです。J. D. クランボルツ他（2005）『その幸運は偶然ではないんです！』では、明確な目標や計画を持つことよりも、常にオープンマインドを持って過ごしていけば、自分にとって良い機会が訪れる、としています。確かに、成功している人の多くは「運（Luck）が良かった」と言いますが、ただ単に運を引き寄せているというよりも、悩み、苦しんだ結果、どこかで「もうどうでもいいか」と開き直った時に良い機会が訪れているようです。J. D. クランボルツは、このような出来事を「計画的偶発性」と呼んでいます。

　今、置かれている環境に対して、抗ったり、怒ったりして上司に抗議したり、焦って転職を決めることよりも「あえて流されてみる」ことを「キャリア・ドリフト」と言います。いい加減に投げやりになって流されるのではなく、「あえて流される」もしくは「積極的に流される」ということです。

　当たり前ですが、仕事をしているとすべて自分の思い通りになることはありません。組織で働いている以上は、何かしらのルールや制約の中で働くしかありません。いくら自分が「この部署で働きたい」と思っても、自分に人事権がない以上は、その通りにはならないでしょう。また、いくら頑張って働いても、急に給与が2倍、3倍になることもないでしょう。このようなどうにもらない「定数」にイライラしても何も変わりません。そこに注力することよりも「変数」である自分を優先させ、流されながら良

い機会（計画的偶発性）を待つのも１つの手でしょう。

## 2-4-3　計画的偶発性を引き出す３つのポイント

　稲葉祐之他（2010）『キャリアで語る経営組織　個人の論理と組織の論理』では、キャリア・ドリフトから良い計画的偶発性を導き出すポイントを３つ挙げています。第１は、事前に計画（キャリア・デザイン）を行うこと、第２に、偶然の多い場所にいること、第３に、偶然を好機に変えるための能力を身につけること、です。

　第１の事前に計画（キャリア・デザイン）を行うのは、計画と偶然を識別することができるからです。この計画と偶然とのギャップを「なぜ、そうなったのか」、「これからどうしていけば良いのか」など洞察していくことで、新たなキャリア・デザインが可能になります。もし、キャリア・デザインがなければ、そのような洞察は行われず、愚痴を言って終わるか、与えられた偶発的な機会にも気づくことができません。いくらキャリア・ドリフトで流されるといってもダラダラと流されるのではなく、自分自身のキャリア・デザインと向き合いながら流されていくことです。

　第２に、偶然の多い場所にいることです。やはり、「同じ場所」、「同じ人間関係」では、自分の視野が広がらず、逆に固定してしまい、それ以外に物を拒否してしまいがちです。こういう時こそ、人間関係を広げたり、今まで経験したことがないことにチャレンジするチャンスです。

　例えば、筆者の知人は、医療法人の通所介護の生活相談員をしていました。しかし、ある時、病院の地域連携室へ異動を命じられました。本人は、通所介護の生活相談員の仕事を気に入っていたので、異動が決まった時は非常に不服だったそうです。しかし、実際に異動してみると、患者や家族はもちろん、病棟スタッフや他院のソーシャルワーカーともやりとりがあ

り、そして、今までのケアマネジャーや介護施設の相談員との人脈もフルに使え、一気に人間関係が広がりました。そして、地域連携室での活躍が認められ、他の法人から管理職待遇でヘッドハンティングされました。もし、この知人が最初の地域連携室への異動を拒否したり、異動後もいやいや働いていたら、ヘッドハンティングは無かったでしょう。

　そして、第3に、偶然を好機に変えるための能力を身につけることです。どんなに良い偶然の機会に出会えたとしても、それを活かすことができなければ意味がありません。もちろん、このような機会は、計画的、反復的ではなく、偶発的、非反復的にやってきます。よって、重要なのは「日頃の準備」です。経営者はいつも課題を抱えています。そして、その課題を解決してくれる人材をいつも待ち望んでいます。前述した「マネジメント」、「教育」、「マーケティング」、「IT」スキルはその代表的なものですが、それ以外にも経営課題はたくさんあります。もし、良い条件で転職したいのであれば、転職先で新たにスキルを磨くのではなく、今の職場でスキルを磨き、かつ実績を作ることです。「ただ、頑張りました」、「自分で勉強していました」ではなく、職務経歴書に書けるような、客観的な実績があれば、なおよいでしょう。

## 2-4-4　転職で成功するか失敗するかは自分次第

　第1章から読み進めていただいた方にはお分かりのように、転職で成功するか、失敗するかは自分次第だということです。一番良くないのは「何の武器も地図も持たずに転職という重要なことを決めてしまう」ということです。

　まず、転職における「武器」とは、スキル、経験、実績です。採用担当者は、今まで何十人、何百人と採用面接をしています。場合によっては、

採用人数に対して、応募が人数の多い場合は、選考までやっています。では、採用担当者は何で選考しているのでしょうか。もちろん、採用面接時の印象も重要ですが、これはあくまでも抽象的な理由で、最優先事項や決定的な選考理由にはなり得ません。まず、採用担当者がみるのは「スキル、経験、実績」です。しかも、それが資格や役職（担当）などで客観的に評価されることが重要です。新卒でまだ社会人経験のない場合は「サークルでリーダー的存在だった」はまだ通用するかもしれませんが、すでに社会人経験があり、転職での採用面接となるとこのような自己満足的なものは評価されません。あくまでも、誰でも分かり得る客観的なスキル、経験、実績を持つことが重要です。

　それには、「転職してから頑張る」のではなく、「今の職場でどれだけ頑張れるか」です。今の職場での頑張りが、転職先での評価になるのです。誰でも今の職場に不服や不満はあります。しかし、いくらそこにエネルギーを注いだところで組織というのは簡単に変わるものではありません。むしろ、それを織り込み済みの要件として「この環境下で、自分のできることは何か」、「自分自身を成長させるために今、すべきことは何か」を考え、行動することです。そして、最終的にはこのような人材が、組織にとってなくてはならない存在になります。そうすれば、転職先でも自信を持って自分自身のプレゼンができるでしょうし、仮に転職をしなくても今の職場で十分に活躍できるでしょう。つまり、あなたのキャリアを決めるのは、常に「今」が一番大切だということです。

　そして、スキル、経験、実績をどのように積み、伸ばしていくかは「地図」である「キャリア・デザイン」が重要です。「キャリア・デザインなんかしたって、将来のことは誰にも分からないから無駄だ」と思われるかもしれません。もちろん、将来のことは誰にも分かりません。しかし、「自分のなりたい働き方を実現する」ためには、それを「意識的に」取り組む

必要があります。確かにキャリア・デザインは遠い将来を照らす明かりにはなり得ないかもしれません。しかし、近い将来を照らす明かりには十分になり得ます。すべて自分の思い通りにはならないかもしれませんが、それに少しでも近づくことはできます。何の地図も持たず、明かりも灯さず無計画に突き進むより安全です。

　もし、キャリアを歩みながら考え方、方向性が変われば、キャリア・デザインを変えればよいだけの話です。自分だけの地図を持ち、その中で武器を身につけ、「自分らしくは働く」ことを目指して、頑張っていただければと思います。

## 第1章、第2章　参考文献

1) 厚生労働省：一般職業紹介状況（令和2年12月分及び令和2年分）厚生労働省（2021）
2) 厚生労働省：2019年（令和元年）雇用動向調査結果の概要　厚生労働省（2020）
3) 日本看護協会：2020年病院看護実態調査報告書　日本看護協会（2021）
4) 介護労働安定センター：令和2年度介護労働実態調査　事業所における介護労働実態調査報告書　介護労働安定センター（2021）
5) 三好貴之：「介護職員を対象とした採用活動に関する実証的研究～その実態と職場定着との関連性に着目して～」　岡山大学大学院修士論文（2018）
6) 三好貴之・細川寛将：医療・介護職の新しいキャリア・デザイン戦略～未来は、自分で切り拓く～　ロギカ書房（2019）
7) 渡邉正裕：35歳までに読むキャリアの教科書―就・転職の絶対原則を知る　筑摩書房（2010）
8) 大久保幸夫：キャリアデザイン入門I　基礎力編　第2版　日本経済新聞出版社（2016）
9) 三好貴之・細川寛将・他：医療機関・介護施設のリハビリ部門管理者のための実践テキスト　新版（2021）ロギカ書房
10) 三好貴之・細川寛将：医療・介護職の新しいキャリア・デザイン戦略【副業編】ロギカ書房（2021）

11) 村上臣：転職 2.0　日本人のキャリアの新・ルール　SB クリエイティブ（2021）

12) マルコム・グラッドウェル：天才！成功する人々の法則　講談社（2009）

13) 藤原和博：10 年後、君に仕事はあるのか？―未来を生きるための「雇われる力」　ダイヤモンド社（2017）

14) 藤原和博：藤原先生、これからの働き方について教えてください。　100 万人に 1 人の存在になる 21 世紀の働き方　ディスカヴァー・トゥエンティワン（2015）

15) 森岡毅：苦しかったときの話をしようか　ビジネスマンの父が我が子のために書きためた「働くことの本質」　ダイヤモンド社（2019）

16) 金井壽宏：働くひとのためのキャリア・デザイン　PHP 新書（2002）

17) 中村文昭：コミック版　お金でなく、人のご縁ででっかく生きろ！　サンマーク出版（2009）

18) ウィリアム・ブリッジズ：トランジション　人生の転機を活かすために　パンローリング（2014）

19) J. D. クランボルツ・A. S. レヴィン・他：その幸運は偶然ではないんです！　ダイヤモンド社（2005）

20) 稲葉祐之他：キャリアで語る経営組織　個人の論理と組織の論理　有斐閣アルマ（2010）

# 第3章

令和時代の転職に重要な
「自分の価値を最大化するための」
戦略的思考

# 3-1 転職を決める「市場価値」の本質をおさえる
## ―市場価値を決めるものは？

　筆者が多くのクライアントと接する中でほとんど全員から受ける質問が「自分の市場価値はどの程度でしょうか？」というものです。しかし、その質問を深掘りしていくと多くの人が市場価値について誤解していることが分かります。最初におさえておくべき点は、市場価値とは「仕事の値札」であり、「自身の値札」ではないという点です。労働市場の中で、業界、組織規模、職種、職位などで決まります。自身のポテンシャル、スキル、経験、資格で決まるものではありません。もう少し具体的に言えば、「ビジネスモデルの収益性」と「人材の需要と供給の関係」で決められます。この視点で言えば、日本の医療保険、介護保険はビジネスモデルの収益性を求めるよりもインフラ的な意味合いが強いことや、元々の前提（若者が高齢者を支える・経済成長前提にした制度基盤設計）が覆されつつある今、報酬単価が下がっていく可能性が予想できます。多くの医療・介護人材が公的保険内で決められた報酬の中で働くため、"同じ仕事／業務をしていて"も制度変更如何によって報酬が下がることも容易に想像ができるでしょう。

　冒頭の「自分の市場価値はどの程度でしょうか？」という質問は、仮に「市場」を"転職市場"とし、「価値」を"報酬"と置くと、「転職で、高い給料を出してくれる病院に行く方法って、ありますか？」という質問に翻訳できます。結論としては「ある」のですが、市場価値に踊らされない思考が重要になります。「市場価値」に踊らされると、自分の資質や特性、能力に合った場所ではない選択をしてしまい、結果的にメンタル不調に

陥ってしまうことや、自分自身の能力を発揮しないままに「自分には合わない」という理由だけで転職を繰り返すジョブホッパー（＊）になってしまいます。ジョブホッパー自体は決してネガティブに捉えられる意味だけではありませんが、採用担当側は「職を転々として甲斐性がない人」とあまりよい印象を持たない場合が多いです。そのため、「市場価値」だけではなく特性や価値観などの「人的資本」を含め、職を選択することを強くおススメします。その前提ではありますが、「市場」の「価値」を知るポイントについて整理していきます。

＊ジョブホッパー：明確に「3年以内の転職を○回していればジョブホッパー」という決まりがあるのではなく、20代のうちに3年以内の転職を複数回繰り返している場合や、1社の在籍期間が1年を下回るケースが複数回ある場合に、ジョブホッパーと認識されます。

## 3-1-1 自分ばかり見ていても、給料は上がらない

　当たり前の話ではありますが、医療・介護職にとって専門的なスキルは大事であり、コミュニケーションをはじめとしたポータブルスキル（汎用可能能力）も、あったほうが良いに決まっています。でも、スキルがあって人間力が高い人であっても、必ずしも市場価値が高いわけではありません。むしろ、“専門的スキルを磨きまくっても、大して給料なんて増えない”と思っている人が実感値として多いと思います。「私」＝「商品」ではあるものの、「商品さえ良ければ、市場は高く買ってくれる」というのは一種の願望に近く、実際そうでないことがほとんどです。はっきり言えば、商品が良いから、高く売れるわけではありません。もっと言えば、商品の質は普通でも、売り方によって高く売れます。さらに言えば、商品がそれほど良くなくても、高く売ることは可能になります。しかし、多くの人は「商品さえ良ければ、市場は高く買ってくれる」と思っています。理由はシンプルで、多くの医療・介護専門職はマーケットを見るのが、控え

図表 3-1

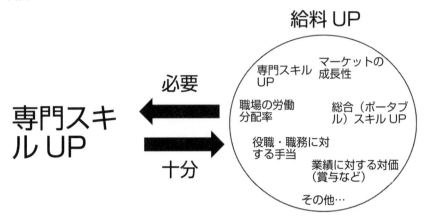

めに言ってとても苦手です。もちろん医療・介護専門職としては自身の専門スキルを磨くことは当たり前です。ただし、それが直接的に自身の「市場価値」には繋がっていないことに気が付かないといけません。専門スキルを磨くことは給料を上げる必要条件であっても、十分条件ではないわけです（必要ではあるが、それだけでは完全（十分）ではない）。

### 3-1-2　「商品（自分）の質を高める」よりも「成長市場に飛び込む」ほうが重要？

　筆者の話にはなりますが10年ほど前、臨床経験２年目か３年目の駆け出しの頃、職場の先輩が運営するセミナー事業の手伝いをしていたことがあります。当時は、理学療法士や作業療法士の中でセミナー立ち上げがブームになっており、全国各地でセミナー団体が乱立していました。そこには大きな"成長市場"ができあがっていました。私が手伝っていた団体は、そこに目をつけるのが早く、県内でいち早くツールを標準化、全国各地の

有名講師をお呼びし、大量の広告を撒いた結果、1つのセミナーで700名を集めることに成功するなど一大勢力となっていました。今思えば、あのころは「バブル」という表現が正しかったと言えます。ただ、2、3年経つと市場は荒れてきました。新規参入の団体が乱立し、「有名講師を呼んでセミナー開催しますよ」だけでは、集客ができなくなりました。その時、はじめて「商品」の差別化が重要な意味を持ちました。セールスコピー（広告の文言）も「技術が身につきます」というものから「将来が不安なあなたに…」、「自費でも通用する手に職をつけたいあなたに…」といった不安を煽る形に変わっていきました。ただ、それはあくまでも傷口に絆創膏を貼る程度の対処療法にしかすぎず結局、集客に大きなコストがかかるようになり、集客も落ち、単価は下落し、ついに私達はこの事業から手を引きました。

　この一連のエピソードで私が学んだことは「市場を正確に把握できれば、商品の質は多少低くても、めちゃくちゃうまくいく」という点、加えて「市場が成熟した後にコンテンツを含め柔軟に対応しないと生き残れない」という2点。キャリア、ビジネスにそれぞれ共通しますが、二者択一でどちらかを選べと言われた場合、「商品の質を高める」よりも「成長市場に飛び込む」ほうが何十倍、何百倍も重要になります。専門職として商品の質を高めるのは当たり前と考えると、なおのこと、この判断は重要になります。成長市場に身を置いていなければ、どんなに良い商品でも買い叩かれ、利幅は薄くなります。働く人は疲弊し、無駄で不毛な競争ばかりが増えます。一方、成熟した市場においては商品の付加価値、差別化をしっかりと見出していかないと生き残ることができないことも同時に学びました。この市場を捉える重要性と、専門スキルを磨いた上で希少性を確立していく重要性を学べた原体験は自身のキャリア形成、クライアントへのコーチングをする上でも大きく影響しています。

## 3-1-3　スキルアップは何のためにするのか？

　私がキャリアコーチングをする際にクライアントから「良いキャリアを歩むため、良い転職を勝ち取るためにスキルアップしたい」という相談をしばしば受けます。しかし、その「良いキャリア」、「良い転職」とは一体何を指しているのか、解像度を高くしている人はかなり少ないです。この状況を、市場を捉える専門家（マーケター）視点で考えます。まず、マーケターであれば、ターゲットを曖昧にすることは許されません。セグメントを定め、ターゲットを絞る。そして、そのターゲットに向けて、商品を微調整していきます。そこで求められるのは、一にも二にもマーケット志向になります。先ほどの「良いキャリア」も、「良い転職」もこのプロセスと同じ解釈と仮定をすると、「人間力」とか「素直さ」とか、そういった曖昧なものではなく、「○○病院（○○業界）の、○○というポジションを狙っているので、○○という経験を積んでおく必要がある」と答えられる人のほうが、遥かに印象が強く映ります。実際、「良いキャリア」「良い転職」は、人脈やつながりで決まるという人も数多くいます。「スキルアップしなきゃ」ということで、なんとなく英語を習ったり、資格取得をする人もいますが、はっきり言って、無駄足になることが多いです（アクセサリーとして職務経歴書には書けるが）。

　必要なのは「マーケットの状況を知ること」、つまり狙っている病院や会社、狙っているポジションを明確にし、それを攻略するのに必要な材料を自分の中に集めていくこと。自分がそういったポジションを取れるようにSNSなどを通じて発信したり、動画を撮ったり、文章を書いて世の中に発信すること。そういった、「マーケター」のような、発想を持つことが、自分の市場価値を高める「良いキャリア」、「良い転職」を勝ち取るコ

ツといっても過言ではありません。こうしたマーケット視点を身につけた上でスキルを磨いていくことで、スキルの持つ意味や価値は大きく変わっていきます。

## 3-1-4　会社員専門職として市場価値をあげるためのポイント

　もう一点、重要な点は「会社員」という枠組みでの市場価値は、人事考課等により決まっているという点です。その人事考課を担当するのは多くの場合は直属の上司になります。昨今、日本にも「成果主義」の流れがあるものの、まだ多くの病院や介護事業者においては基本的には部下が上司を押しのけて出世するのは非常に稀なケースとなります。つまり、上司が昇進できなければ、部下はその上司の後ろで立ち往生するだけとなります。優秀な上司、昇進の早い上司を持つことほど、部下にとって助けとなるものはありません。

　一時期 Twitter で話題になりましたが、大手企業の N 証券が「支社長まで出世する人材の共通点」を調査依頼した結果、学歴や世帯年収や親の職種は関係なく「入社して一番最初についた上席が優秀」という共通点があったという話。真意のほどは不明とも言われていますが、いわゆる『上司ガチャ』という状況は病院や企業によっては存在していると思います。特にキャリアリテラシーがまだまだ低く、スキルも未成熟な 20 代前半期においてはこの直属の上司の存在は今後のキャリア、ひいては転職をする上でも重要になってきます。この上司がダメだ、と思ったら、異動を申し出ることや、転職をすること、あるいは社会人大学院やボランティア、副業などにより外にメンターを求めることも必要になります。

　ただし、仮に転職したとして、新しい職場でも、「上司」は同じように重要です。会社員として「良いキャリア」を歩んでいきたいなら、「上司」

を満足させる必要はあります。上司を満足させること＝部や科の成果がでている状態と捉えることができます。会社員の市場価値とは、実は「上司を出世させる能力」とも言えます。こうした成果を適性に評価されれば言うことはないのですが、現状としては部や科で成果を出しているのにもかかわらず人事制度が機能せず成果が適性に評価されない組織も多くあります。この場合、成果が報酬（賞与、ベースアップ）に紐づかない年功序列で出世していき、成果が人事に反映されないなどの“違和感”が生じ、それに不満を抱えた優秀な社員からどんどん離職していきます。そのため、自身の組織の人事制度が適正に機能しているのかを、スタッフ1人ひとりがウォッチすることも重要なポイントになります。

　最近では、医療・介護職で副業を開始する人がどんどん増えています。しかも上記した理由などもあり「能力の高い人」ほど副業を志向します。社内で上司から評価を受けて終身雇用まで社内のみで出世していくモデルが成立している時代においては直属の上司の評価のみで十分だったのですが、そのキャリアラダーが崩壊しつつあるため“自らの評価を外部にも作りに行く”ことが求められる時代になったと言えます。これが転職のタイミングに大きく影響することは想像に難くないでしょう。

## 3-1-5　若手もミドルも「自分のキャリアは、自分で作るしかない」という現実

　今の転職市場は、「自らチャンスをつかもうとしている人」には寛大ですが、「受け身の人」にはとても厳しい現状があります。例えば、「若くて転職を繰り返している」場合や、「ミドル層で転職経験が少なすぎる」場合には結構厳しいです。まず若くて転職を繰り返している場合については、“大学院に通うために柔軟な働き方をしたいなどの目的が明確”である場

図表 3-2

# 年齢役割で意識すること

| | 加減乗除の法則<br>（組織にいながら、自由に働く） | VSOP人材論<br>（自立人間のすすめ） |
|---|---|---|
| 20代<br>（足し算） | ・できることを増やす・苦手なこと<br>をやる、量稽古<br>・仕事の報酬は「仕事」 | バイタリティ＝V |
| 30代<br>（引き算） | ・好みでない作業を減らして強み<br>に集中する<br>・仕事の報酬は「強み」 | スペシャリティS |
| 40代<br>（掛け算） | ・磨き上げた強みに別の強みを掛<br>け合わせる<br>・仕事の報酬は「仲間」 | オリジナリティ＝O |
| 50代<br>（割り算） | ・因数分解して一つの作業をして<br>いると複数の仕事が同時に進む<br>ようにする<br>・仕事の報酬は「自由」 | パーソナリティ＝P |

仲山進也(2018)：組織にいながら、自由に働く。仕事の不安が「夢中」に
　　　変わる「加減乗除(+-×÷)の法則」. 日本能率協会マネジメントセンター
脇田保(1978)：自立人間のすすめ―VSOP人材論. マネジメント社

合や "パワハラやブラック企業での勤務を強いられている" 場合を除いて
は、ネガティブに働く場合がまだまだ多いです。キャリア形成において 20
代は量をこなす、様々な経験学習を積む時期であると同時に、キャリアの
軸形成にとって非常に重要な時期になります。

　この時期に、目的や明確な理由なく「給与が低い」、「上司と合わない」、
「自分とマッチしない」という理由で転職を繰り返すことは、採用側の目
線からみると疑問符がつき、採用の優先度は落ちます。自ら変化対応を放
棄していると捉えられる可能性も高く、ある意味で "受け身の人" と認識
をされてしまいます。ただし、20 代前半まで「合わなかった」という転
職でも実務でのキャリア上実績がなくとも学生時代の取組みや学歴での採

図表 3-3

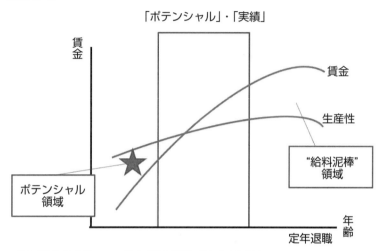

・20代は「ポテンシャル」「やる気」があれば OK
・30代半ばからは生産性（「存在価値」と「稼ぐ力」）をもたらすこと
　が重要

用など「ポテンシャル採用」として扱われるため、第二新卒で拾われるな
どのチャンスは大いにあります。

　一方、20代とは異なり実績がベースとなるミドル層の転職は不利な転
職を強いられているケースが多くあります。はっきり言えば、「実績を見
られ、買い叩かれる」傾向にあります。加えて、先ほどの20代とは異な
り転職回数が「少なすぎて」苦戦を強いられることはミドルの特徴でもあ
ります。理由はズバリ、市場価値を理解しておらず "自らの市場価値と報
酬（給与）が不釣り合いである" ことに紐づきます（**図表3-3**「給料泥
棒領域」）。具体的にいうと、「自分は15年間1つの病院で長く勤めあげて
年収も600万円もらっているのに、転職エージェントから提案される条件
が400〜450万円で200万円ほど開きがある。なんで評価されていないん
だ」というケース。それなりに実績、スキルも "社内では" しっかりとあ

る状況でも転職市場から評価されないことはしばしばあります。

　年齢による組織から期待されている職務役割の違いを理解していたとしても、組織からの給与＝自分の実力だと勘違いをすると市場に出てから"自分の真の実力"を知ることになるので注意が必要になります（逆に現職場で低い待遇を受けていて真っ当に評価をされて上がるケースもある）。ほとんどの場合、ミドル層に求められるのは圧倒的な専門的実績か、組織マネジメント能力のどちらかになります。

　ミドル層になって「専門性もない」、「マネジメント経験も意欲もない」というような保守的に考える人材がほしいという組織は多くはありませんし、「他の組織への適応」という点ではミドル層で初めての転職をする人に対しては不安があります。多くの転職エージェントが最も扱いに困るのが、ビジネスリテラシーが低い若手よりも、「自分の市場価値を知らずに、高望みをするミドル」と言うのはよく聞く話です。

　そのため、現在ミドル層で上記のような状況に当てはまる方は、是非一度自らの市場価値を知るためにも「転職活動」をしてみることをおススメします。活動の結果、転職をすることはアリですが、必ずしもする必要はありません。転職活動を通して客観的に自らの価値を常に意識して働いている人のほうが、キャリア形成上、自己の理解と市場の評価のズレが少なく、取り組むべきアクションの方向性が決まりやすいというのが理由です。若手であろうが、ミドル層であろうが「自らの市場価値を試されたことのない人」は、転職の意思の有無に関わらず、転職活動をし、自らを客観的に理解することをおススメします。

## 3-1-6　20～30代前半までにいかに上質な経験を積めるかが「キャリアの肝」

　「人生は20代で決まる」の著者で発達心理学者のメグ・ジェイ氏は「20-35歳で人生に影響を与え得ることの8割は起こる」と主張します。他にも、「生涯賃金の伸びの3分の2がキャリアの最初の10年間に起こる」、「自分を変えたいならパーソナリティは人生のどの時期よりも20代で一番変化する」、「脳は20代で最後の成長を遂げる」と数々のライフキャリアにおける示唆に富んだ助言をしています。

　その理由については、年齢による役割の変化（結婚し、部下ができ、家を買い、子どもができ、教育費がかかる）、責任が増えれば増えるほど自由な選択は行いづらくなり、20代で歩んできた道から方向転換することがどんどん難しくなるからだと言われています。もう1つ、脳科学的・発達心理学的理由も述べられています（臨界年齢）。つまり、変化や成長、吸収力が著しい "ボーナス期間" が20代という意味になります。これらの理由から、20代を逃してしまうと人生を変えるためには、それまでとは比べ物にならないほどの労力と根気が必要になってしまうと考えられています。

　さらに20代を最大限に活用するため「アイデンティティ・キャピタル」の重要性を主張しています。これは筆者が前著を通して説明している「人的資本」や本書を通して後述する「自分軸」や「キャリア軸」と同義な考え方と言えます。アイデンティティ・キャピタルとは、時間をかけて身につけた、自分の価値を高める経験やスキルのことであり、個人的資産、自分自身に長い間、十分な投資をした結果、自己の一部となったものを指しています。最後に、「ゆるいつながり」と「ライフプラン」の重要性につ

**図表 3-4 キャリア形成をする上で考える様々な視点**

| 時間 | 3〜5年<br>1万時間① | 3〜5年<br>1万時間② | 3〜5年<br>1万時間③ | 3〜5年<br>1万時間④ | ・・・・・・・・ |

| 年齢 | 20代:バイタリティ(V) | 30代:スペシャリティ(S) | 40代:オリジナリティ(O) | 50代以降:パーソナリティ<br>(P) |
|---|---|---|---|---|
| | 思考錯誤し量をこなす時期 | 自身の専門性を確立する時期 | 積み上げた専門性を掛け合わせ新たな価値を模索し生み出す時期 | 積み上げた実績を元に個人の人間性・繋がりで仕事をする時期 |

| 転職 | 転職検討<br>タイミング① | キャリア<br>アンカー<br>(キャリア<br>軸)<br>形成 | 転職検討<br>タイミング② | 人材市場における<br>価値の境界線 | 転職検討タイミング③ | 転職検討タイミング④ |
|---|---|---|---|---|---|---|
| 卒業 | 27-28歳 | | 32-33歳 | 35歳 | 40歳 45歳 50歳 | 60歳 |

キャリアの軸や方向性について試行錯誤の時期　キャリアの軸に従って自らの専門性／方向性を定めはじめる（20代後半〜30代前半）　マネージャーキャリアか臨床現場キャリアかが大枠決まる　これまでの実績を元にリファラルでの転職打診、外部の役職打診がくる

理論

QLC（クオーターライフクライシス）キャリア×ライフにおけるイベント・意思決定場面が多く悩み深い（20代半ば〜30代半ば）　セカンドキャリアに向けて学び直しや、実績を元にしたセカンドキャリアについて模索する時期

| 副業<br>(越境学習) | 様々な経験を積む意図 | 専門性を活かす意図 | 新しい可能性を模索する意図 | 経験・繋がりを活かす意図 |

いても強調しています。ゆるいつながりとは、たまにしか会わない関係のことを指します（筆者はこれを「社会関係資本」と呼んでいる）。

　特に SNS が主流の時代、自分に新しいチャンスをくれるような情報はゆるいつながりからもたらされる確率が高いことが明らかになっており、自分に変化をもたらすという観点からはゆるいつながりが重要になります。しかし、ゆるいつながりを作るということは、今いる心地よい人間関係の外に行くという行動が必要になります。こうした行動を積極的に起こしていくためには、「動機付け」が必要になります。動機付けは「自身の未来イメージからの逆算」（後述の「キャリア軸」ワークで実践）から生じます。将来こんな風になりたい、こんな人生を送りたい（逆にこうなりたくないでも OK）、そういったイメージがあってはじめて自分を変えよう、行動しようという動機が生まれます。ただし、20 代の多くは「まだやりたいことが見つからない状態」でもあります（**図表 3-4** に示したように自分軸・キャリア軸の確立が 20 代後半〜30 代前半でもあるため）。そうした時には、自分の得意なことに集中する、周囲のつながりの中で求

められている役割について一生懸命取り組んでみることが重要です。つながりの中から振られる仕事が実は客観的にみてあなた自身に「向いている仕事」として割り振られている可能性もあります。

　20代はバイタリティがあり、量をこなすことができる年代です。自身の理解を深め、人や社会との繋がりを構築するために、内向きになり過ぎず、食わず嫌いをしすぎず、様々なネットワークにどんどん参加し、ゆるいつながりを構築していくとよいでしょう。

## 3-1-7　「職業選択」をする上でおさえておくべきポイント

　実は、「職業選択」という問題は、現代になって出てきた問題です。以前は家柄等で職業が決まっていましたし、最近でもいわゆる好景気だった時は職業選択をするというよりも「大きな会社」「ネームバリューのある病院」を目指して"企業選択"をするのみでした（「就職」というよりも「就社」をしていた）。それが、情報がいつでもキャッチアップでき、選択の自由度・多様化が進む一方で、不景気になり「とりあえずネームバリューのある病院や企業に入っていればOK」という時代ではなくなってきました。

　こうした時代の変化に伴い、自由度・多様性が高まった問題に対処する必要が出てきましたが、多くの人に対処能力はついておらず、大量の選択肢（働き方、職業）を前にすると、不安や混乱に陥ります。**図表3-4**の「キャリア形成をする上で考える様々な視点」で示した、QLC（クォーターライフクライシス）はまさに、現代の若者がこの変化に適応できない大きな問題にもなっています。ここで迷走をしてしまい、鬱状態になる人も増えてきています。また、医療・介護専門職は多くの場合、18歳で自身の職業選択をしますが、自身の資質・特性とマッチしていない職業選択をし

ている可能性は大いにあります。

　また、多くの人が自身にマッチした職業選択に至るまでに一筋縄にはいかないことが研究等からも分かっています。例えば、「看護師の勉強をして国家資格を取得したけれど、卒業後に病院で働いてみたものの性に合わず、エンジニアとして民間企業に入った」、「余った時間で行っていた副業で実績が出るようになり気が付いたら本業になっていた」など。そこに至る道は様々ですが、キャリアを重ねた結果、マッチした職業にめぐりあう確率が上がるとも言われています。

　さらに、マッチした職業にたどりつくためには積極的に行動し、経験を積むことが重要となります。経験を積めば、思考の幅が広がります。上記のように情報が複雑化し、1人ひとりが抱える課題が個別化している現代では、思考の幅が広く、視野が広い人ほど前進できる可能性が高まります。逆に、思考の幅が狭く思考停止に陥り、他の選択肢を考えられなくなる視野が狭い状態はマッチする選択ができる可能性が狭まるでしょう。職業選択で"うまくいかなかった"と感じる人のうち70％が、準備を怠り、目の前のインスタントな利益を追いかけていることが分かっています。医療・介護職は、ともすれば「井の中の蛙」になりがちな職種です。そのため、自身の選択の幅を広げる上でも意識的に視野を広くもつことが重要になるでしょう。

　第4章以降ではこのマッチするかどうかという点について3つの軸に関するワークを用意しています。自分の軸、キャリアの軸、転職の軸を整理し、マッチする職業、マッチする病院・企業を見つけられる確率を高めていってください。

## 3-1-8　自らの職務経験から汎用可能性を考える

　例えば、筆者は医療法人の現場管理をする部長から、ソフトウェアのセールス責任者としてヘルスケア企業に転職しましたが、当時の求人票には「5名以上のセールスマネジャー経験3年以上必須」と書かれていました。筆者はソフトウェアのセールスを全くしたことがありませんでしたが「医療・介護領域における課題を解決する経験や能力」は共通なのではないか（汎用可能能力）、と気が付きました。医療法人時代にナーシングホームの立ち上げをし、入居者の集客のために病院や居宅介護支援事業所への連携活動（営業）や事業所や社長・院長らのネットワーク構築の経験は、転職先の「Web集客だけでなく地域に根差したエリアネットワークを構築し課題解決支援をする」という点と似ているため、自分の経験を活かせるのではないかと考えたわけです。そこで、職務経歴書に「立ち上げからネットワークを構築するに至った経験」や「医療・介護の決裁者とのコミュニケーションで気を付けていたこと」などを中心に書きました。結果、「Web営業に拒絶反応を示す顧客に対して、しっかりとエリアに根差したネットワーク構築、それに紐づくセールス対応できる経験がある」として内定をいただき、セールス責任者として働いていました。

　職務が変わらない中での「臨床現場から臨床現場」、「病院から病院」、「介護事業所から介護事業所」など、同じ業界内かつ同じ職種での転職が多い業界ではありますが、このように現職と転職希望先の仕事の共通点や類似点を見つけ「うちの職場でも活躍できそうだ」と相手を納得させることができれば、例えばセールスやカスタマーサクセス、マーケター、それらのマネジャーなど専門職種以外の異なった職種へのチャレンジも問題なくできます。自分が働いている職務要素を抽出し、構造化すれば、自ずと「今

の職務の汎用可能性」が見えてくるはずなので、自分が働く姿を想像する解像度が上がります。

## 3-1-9 転職における「50%（半分）」の軸ずらし―業種と職務

　上記したように、筆者の経験上一般企業への転職を志す場合、「業種」を軸とするか、「職務」を軸とするかで転職を考えることが望ましいと考えます。例えば、医療の業界が長い看護師の場合には、「業種」を変えずに医療機器や医薬品企業にて転職することが多いです。その場合、職務としては治験コーディネーターや営業、カスタマーサクセスなど新しいチャレンジにはなりますが、前提としては「医療現場の経験が活きる」状態で職務に当たれるため、新しい職務内容でも業界経験を活かせるアドバンテージがあるため、精神衛生上も安定します。ここで営業やカスタマーサクセスなどを経験できれば、次の転職ではその「職務」を軸に医療・福祉とは違った業種にもチャレンジすることもできるでしょう。業種も職務も変えることは非常にストレスフルになるため、専門職で一般企業にチャレンジする場合は"50%だけを変える"ことを是非意識するとよいでしょう。これが"転職わらしべ長者"を目指す戦略としては有効になると考えます。この点についての詳細は後述する **3-2** で説明します。

# 3-2 時代の変化を捉え客観視点から「マーケット」を考える―自分本位の転職は危険？

改めて言うまでもなく、高齢化の進展や医療技術の進歩などによって、公的な医療・介護保険の給付費が増大することは確実です。2018年に50兆円を突破した給付費は、政府推計によれば2025年に63兆円、2040年に93兆円に上ると見込まれています。これに伴い医療・福祉サービスの就業人口も、2018年の823万人が2025年には931万人に増え、1,065万人を数える2040年には国内全産業のうち最大のセクターになる見通しとなります。

つまり医療・介護が国内最大の産業に「成長」していくということなのですが、一方では、その成長に伴って周辺に肥沃な新市場が誕生するという期待も高まっています。ここがいわゆる「ヘルスケア産業」といわれる領域でもあります。

## 3-2-1　医療・介護業界＝公的保険内だけで選択肢を考えるのはもう古い？

用語として、「医療」は医療機関での診断・治療や薬局調剤医薬品など公的保険が適用される国民医療費の範囲とし、「ヘルスケア」は公的保険外の保健医療サービスの産業群（ITを活用した健康管理、健康増進・予防サービス、生活支援サービス等）と定義します。**図表3-5**は最近、経済産業省がよく使っている公的な医療・介護保険サービスと周辺産業の概念図です。その形状から「卵の図」と呼ばれるものですが、同省は卵の黄

図表 3-5

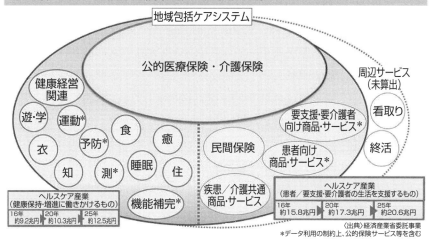

地域包括ケアシステム

公的医療保険・介護保険

周辺サービス
（未算出）

健康経営関連

遊・学　運動*

食

癒

看取り

衣　予防*

測*　睡眠　住

知

機能補完*

要支援・要介護者
向け商品・サービス*

民間保険

患者向け
商品・サービス*

終活

疾患／介護共通
商品・サービス

ヘルスケア産業
（健康保持・増進に働きかけるもの）
16年　20年　25年
約9.2兆円　約10.3兆円　約12.5兆円

ヘルスケア産業
（患者／要支援・要介護者の生活を支援するもの）
16年　20年　25年
約15.8兆円　約17.3兆円　約20.6兆円

〈出典〉経済産業省委託事業
*データ利用の制約上、公的保険サービス等を含む

身に相当する公的サービスの周辺（白身の部分）に様々な新サービスを提供する「ヘルスケア産業」が誕生し、その市場規模が2025年には33兆円になると推計しています。こうした見通しが、「これからは医療だよ」「これからヘルスケアが盛り上がる」という機運の高まりにつながっています。

## 3-2-2　2025年までに約30%成長するヘルスケア市場

　政府推計に基づく試算では、日本のヘルスケア産業の市場規模は2016年には約25兆円でしたが、2025年には約33兆円に30%超も成長するとされています。また、みずほ銀行調査部の資料によると、医療とヘルスケア産業を合わせると2040年には100兆円超の市場規模となる見込みで、

現在の日本の国家予算に相当します。このように医療は深刻な課題と新たな可能性を併せ持つ分野ですが、大きな課題がある分野にはビジネスチャンスが生まれるものです。医療も例外ではなく、財政を圧迫する医療費の抑制を目的に、国が様々な取り組みに乗り出し、ビジネスを後押ししています。例えば、2016年以降、医薬品の価格を下げる取組みを行ったり、病気の予防対策・健康管理サービスを中心とした次世代ヘルスケア産業の創出を掲げたりと、国をあげて公的保険外のサービス成長を促進しています。また、オンライン診療やウェアラブルデバイスから得るデータの活用など、医療へのデジタル活用が進みつつあります。しかし、業界全体としてデジタル化は遅れており、各医療現場や医療経営・各種医療サービスにおいて大きな伸びしろはいまだ残されています。今後、デジタル活用サービスが浸透すれば、生産性の向上による医療費の削減はもちろん、在宅医療が普及したり、医療従事者や看病する人の負荷が軽減したりと、医療者と患者双方にメリットが生まれます。そのような取組みもあり、医療・ヘルスケア産業では現在イノベーションが進み、医療×ITを中心に企業の参入も増え、業界全体として成長を続けています。

　最近、医療・介護従事者のヘルスケア業界への就職・転職が増えているのも納得ができます。**図表3-6**に示したのは前著『医療・介護職の新しいキャリア・デザイン戦略【副業編】』で好評いただいた「日本の代表的なサッカー選手の特徴」と「日本全体の労働観・働き方」、「医療・介護職の働き方」の変遷を示したものです。10年ほど前には考えられなかった、医師がスタートアップ起業を創業することや、看護師や理学療法士が自身の専門性を活かしてヘルスケア企業に転職、あるいは新卒から就職するケースも増加してきました。ただし、これは何も医療・介護業界に限ったことではなく社会的にも大きく変化していることを理解したほうがよいかもしれません。

図表 3-6

| | 1990年代 | 2000年代 | 2010年代 | 2020年代 |
|---|---|---|---|---|
| 代表する選手 | 三浦知良 | 中田英寿 | 本田圭祐 | 久保建英 |
| 理由 | 50代で現役 | 異業種で活躍 | 社長・投資家・監督を兼務 | 最初から海外クラブ所属 |
| 労働観 | 1つのことを長く続ける | 1つのことを成し遂げた後にスパッと辞めて新しいことにチャレンジ | 1つのことを成し遂げた先に自身の人的・社会資本を活かして兼務 | 既存のキャリアラダーにのらないこと選択肢が当たり前に |
| 働き方 | 1社終身雇用 | 転職いとわない | 副・兼業解禁 | 既存モデルの終焉<br>(終身雇用・年功序列撤廃/リモートワーク) |
| 医療職の働き方 | 専門性を極める<br><br>医療保険全盛<br>(医療モデル主体) | 専門の幅を広げる<br>介護保険制度開始<br><br>在宅への流れ推進<br>(生活モデルへ移行) | 保険内だけでなく異業種との連携が強まる<br><br>地域包括ケア推進<br>(生活モデル全盛) | ヘルスケア系一般企業に新卒から就職(転職者も増加)<br><br>予防・データ活用・業務効率化推進<br>(医療・介護保険周辺産業全盛) |

　こうした働き方の変化に気づき、転職・就職などを実行できるのはまだまだ感度の高い層(アーリーアダプター層：全体の十数％)までにとどまっています。今後一般的（マス層）にまで広がるか、あるいはアーリーアダプター層に留まるかは、ヘルスケア業界全体の拡大とともに、医療・介護職がいかに"保険外"で活躍できるかにかかっていると言えるでしょう。

## 3-2-3　用語の整理：業種・業界・職種・（業態・領域）

　医療・介護職が転職を考える上で、おさえておきたい構造理解として、業種・業界・職種というものがあります。

＜用語の整理＞
　・業種：事業や営業の種類のことで、その企業が携わっている分野のことを指す。

図表 3-7

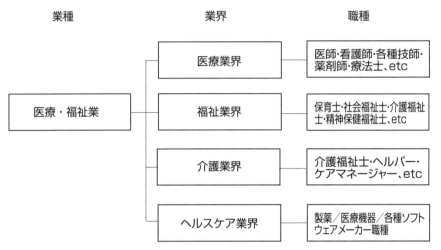

| 業種 | 業界 | 職種 |
|---|---|---|
| 医療・福祉業 | 医療業界 | 医師・看護師・各種技師・薬剤師・療法士、etc |
| | 福祉業界 | 保育士・社会福祉士・介護福祉士・精神保健福祉士、etc |
| | 介護業界 | 介護福祉士・ヘルパー・ケアマネージャー、etc |
| | ヘルスケア業界 | 製薬／医療機器／各種ソフトウェアメーカー職種 |

・業界：業種を取り扱う事業やサービスによって、より細かく分類した
　　　　ものを指す。
・職種：職業や職務の種類のことを指し、「業種」「業界」が企業の枠組
　　　　みを指すのに対して、職種は企業内の役割を指す。


　「保険内で働く」というのは、医療・介護専門職であれば多くの人の認
識で相違はないし、今後も大多数の人が従事することは間違いありません。
保険内でも急性期から回復期、生活期、在宅と領域は多岐にわたります。
この点を加味した上での転職活動に関しては後述します。
　ここ最近のトピックとして、公的医療・介護保険の周辺産業であるヘル
スケア業界へ医療・介護従事者が就職、転職しています。ヘルスケアとは、
健康維持や健康増進のために行う行為や健康管理を意味する言葉です。健
康を維持するためには様々な製品やサービスが展開されていますが、そう
いったものを扱う産業がヘルスケア業界と言えるでしょう。ヘルスケア業

界は健康の維持や増進に関係するものと、患者や要支援、要介護者の生活を支援するものという2つのカテゴリーに大別されます。カテゴリーは違っても直接健康に働きかけるもの、という定義は共通です。

　健康維持や増進に働きかけるものとしては健康食品やフィットネスジム、健康維持をサポートする運動器具やリラクゼーションサービス、健康状態を測定するためのデバイスなどが挙げられます。こうしたヘルスケア業界への転職が医療・介護専門職の中でも増えてきており、社会保障費がひっ迫している昨今において益々活況を帯びています。

## 3-2-4　給与水準の変化を理解する

　まず、最もポピュラーな業界の報酬水準について示すと、財務省の財政制度分科会の資料に推移が分かりやすくまとまっています。財政制度分化会の資料によると、1995年の給与水準を100%として医師126.6%、薬剤師117.2%、看護師は111.7%とそれぞれ上昇傾向を認めています。一方、作業療法士は100.2%と20年前と比較し変化なく、理学療法士に関しては97.6%と給与が低下しています（**図表3-8**）。この資料は、診療報酬改定率を巡った議論で財務省が提示したもので、医療機関の人件費は概ね上昇を続けてきた一方で、民間企業は医療従事者のように順調に給料が上がっていないことから、「診療報酬改定ではマイナス改定にすべき」というのが財務省の主張を裏付けるデータとして扱われました。

　続いて、令和元年の賃金構造基本統計調査から、介護職に該当する職種（「ホームヘルパー」、「介護支援専門員（ケアマネージャー）」、「福祉施設介護員」）を選んで計算したところ、2019年の「きまって支給する現金給与額」は253,500円で、「年間賞与その他特別給与額」は515,700円となっています（**図表3-9**）。これを単純に年収として換算してみると、3,557,700

図表 3-8

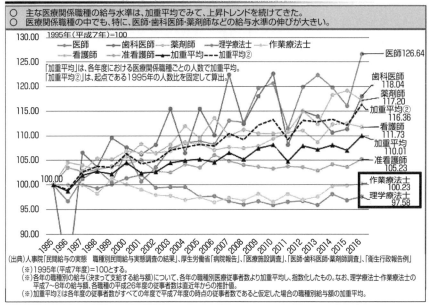

(参考2)主な医療関係職種の給与水準

円。介護職の平均年収は約 350 万円と言えるでしょう。なお、介護職の平均給与（月給）は過去 10 年で上昇傾向にあります。2012 年に一度下がりましたが、その後は毎年 2,000～5,000 円程度上昇しています。2019 年 10 月からは特定処遇改善加算が開始され、深刻な人材不足解消のためのさらなる賃上げも期待されているところです。

　年間賞与その他特別給与額は、上昇下降を繰り返していましたが、2018 年に大幅に上昇し、過去 10 年で最も高い 527,933 円となっています。最も低い 2013 年の 425,300 円に比べて、102,633 円も上昇しています。2019 年は 2018 年よりやや下がりましたが、過去 2 番目に高い 515,700 円となっています。

図表 3-9

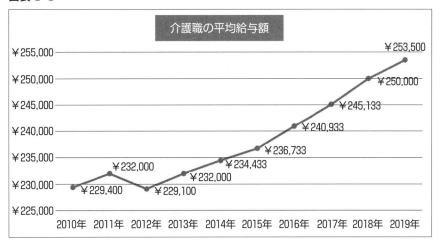

図表 3-10

| 職種 | 平成30年9月 | 平成29年9月 | 差 |
|---|---|---|---|
| 介護職員 | 300,970円 | 290,120円 | 10,850円 |
| 看護職員 | 372,070円 | 364,880円 | 7,190円 |
| 生活相談員・支援相談員 | 321,080円 | 312,390円 | 8,690円 |
| 理学療法士、作業療法士、言語聴覚士又は機能訓練指導員 | 344,110円 | 334,500円 | 9,610円 |
| 介護支援専門員 | 350,320円 | 342,770円 | 7,550円 |
| 事務職員 | 307,170円 | 300,120円 | 7,050円 |
| 調理員 | 254,450円 | 249,450円 | 5,000円 |
| 管理栄養士・栄養士 | 309,280円 | 301,300円 | 7,980円 |

　同じ介護の現場で働くにしても、職種は様々です。職種別にどのくらい給与が違うかは、厚生労働省「平成30年度介護従事者処遇状況等調査結果の概要」の「介護従事者等の平均給与額の状況（月給・常勤の者、職種別）」が参考になります（**図表3-10**）。このデータでは介護従事者ということで看護職員も含まれており、平均給与額は372,070円と一番高く

なっています。それに次ぐのが、介護支援専門員（ケアマネジャー）の
350,320円、「理学療法士、作業療法士、言語聴覚士又は機能訓練指導員」
の344,110円と続きます。

　いずれも資格を要する職種であり、その分給与が高くなる傾向にあるよ
うです。平成29年の給与と比べて、すべての職種で5,000〜10,000円程度
上昇していて、最も上昇したのは介護職員で10,850円となっています。

# 3-3 「職種」の市場価値を活かす
## ―医療・介護従事者の経験や資格を活かした展開が善？

　医療・介護業界内で動く際、基本的に「同じ職種」が期待されます。臨床現場の看護師なら看護師として、療法士なら療法士として活躍するのが一番に見えます。業務の内容はさることながら業界内の文脈や独自性が肌感覚で分かるからです。確かに、看護師なら急性期→オペ室→生活期（訪問看護）と渡り歩くことは可能です。看護師に限らず、療法士においても急性期→回復期→生活期（通所リハ）と渡り歩くことはできます。また、公的病院や大手になれば報酬水準も福利厚生も上がる可能性は高まります。病棟の看護師でも50名の看護組織を構築したとなれば、看護部門の組織マネジメントのエキスパートというブランドにもなるでしょう。これは、薬剤師、技師や療法士も同様のキャリアパス（臨床現場→管理職）を描くことができるでしょう。

　ここで少し考えてみてください。この方法は王道ゆえに狭い山を登ることになります。既存のキャリアラダーで通用した時代が続いていけばよいですが、今20代や30代の方は周りを見渡してみてください。10年後、20年後、現在の管理職ポストに就いているイメージはどの程度持てるでしょうか？　地域医療構想の再編により統廃合が進み、財政的に芳しくない経営を続ける病院が明るみになる中、特に大手病院や公的病院の場合、少ないポストを争うことになります。せっかく頑張ったのに、有名なコンサルタントが現れて別の人をマネジャーに据えるかもしれません。こういったタイミングで「職種の市場価値」を俯瞰で考えられると選択の幅が広がります。以下に病棟看護師から転職を検討している場合の例を「職種の市場

図表3-11

| 既存のキャリア | ウィズコロナキャリア |
|---|---|
| フレームワーク型のキャリア形成<br>・年功序列・階層組織で管理しやすい<br>・個々の思考を育み、能力を高めにくい<br>構造 | 枠でなく軸足型のキャリア形成<br>・個々の成長促進が促されやすい<br>・カオスを防ぐルールづくり、二極化が<br>強まる |
| メンバーシップ型採用<br>あくまで組織「枠内」でのキャリア | ジョブ型採用・折衷型採用<br>組織を「軸」としてキャリアを形成 |

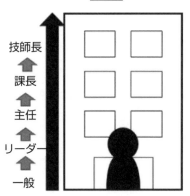

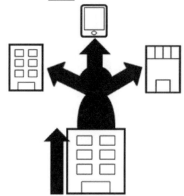

技師長<br>課長<br>主任<br>リーダー<br>一般

Time Base＝時間労働・年功序列　　Asset Base＝価値労働・資産

価値」という観点で考えてみます。ここここそ多視点のシナリオを持ち、ピボット（転職）を検討してみるのもよいでしょう。

＜例：病棟看護師＞

① 国の方針に従って検討する
　→病院から在宅への流れがますます加速していく（訪問看護へ）
② 職域の拡大に沿って検討する
　→大手企業の健康増進サポートは拡がりをみせる（産業保健師へ）
③ ライフスタイルの変化に沿って検討する（結婚／出産／子育て）

→働き方の多様化により選択肢が広がる（クリニック外来看護師へ）

④ 社会の新たな課題に対して保険外からアプローチ

→ヘルスケア企業にて看護知識を活かしてプロダクト開発、サポートに携わる（企業看護師へ）

つまり、業界の王道の職種で一定の経験、成果を収めたら、横へのスライドを検討する視点を持つということはこれから当たり前になります。転機は偶然であることもあれば計画的、戦略的であることもあります。医療・介護専門職の「枠」を越境することで新たな多くの可能性が見えるかもしれません。

例えば、IT業界であればエンジニアは慢性的な人手不足であり、構造的には看護や介護と似ています。そうした中「現場」から「人事」に移ると重宝される場合があります。事業を営む一番の課題は「人材の確保」と「育成」を掲げる法人も多くあるため、エンジニアから人事に移り、エンジニアの立場から採用や人事制度を設計して成果を収めると、その会社では一番ありがたい存在になります。他の会社から事例を聞かせて欲しいと問い合わせがくれば、会社を代表して業界内に存在感を示せる可能性もありますし、副業として引く手あまたになるかもしれません。エンジニアとして業界内で存在感を示すことも重要ですが、その周辺にある課題について現場経験を活かして解決できれば違った形で存在感を示すこともできます。

このピボット（方向転換）は看護や介護（その他医療介護職においても）にも応用ができると考えています。課題が山積している中でライバルが圧倒的に少ないポジションへの「ピボット型キャリア」と言えます。どの業界でも王道の職種で一人前になった後に、一番困っているポジション（職種）にキャリアスライドをすると効果的です。「王道の職種」、「一番困っ

ている（人材が不足している）職種」、「王道×一番困っている職種」、と
キャリアの切り口が３つになり、キャリアのオプションが増えます。自ら
のキャリアに行き詰った時にピボットをしてみて景色を変えることはおス
スメです。

## 3-3-1　「職種」に絞る場合は専門性を突き詰めるか、マルチに活動するか

　職種でキャリアを絞る場合、漫然と同じ病院や施設にいると危険です。
もちろん、専門性が深く日本全国でその病院でしか学べないなどの例外は
ありますが、例えば小さなクリニックの整形外科に10年いたら、中堅企
業、大企業に移ることが厳しくなります。１つの法人に添い遂げることを
全く否定するつもりはありませんが、自分自身の成長のためには常に外の
世界（自分の法人以外）と触れることは非常に重要です。成長期の企業に
飛び移っても、長年沁みついた習慣や経験はぬぐえません。成長期のスピー
ド感についていけなければ、すぐ放り出されてしまいます。この場合、目
安は３年、長くても５年です。基本的に、３年で職種の専門家として、同
じライフサイクルのフェーズでキャリアを高め、広める視点を持ちましょ
う。理学療法士でも病院の規模が上がれば急性期、回復期、在宅など、時
期が分かれている場合がほとんどです。臨床現場をサポートする管理職に
なることや、経営サイドに回るという選択肢もあります。専門職としてマ
ルチに活躍するか、専門性を絞って突き抜けていくかは自身の資質と相談
しましょう。職種だけに絞るといつのまにか10年たってしまいます。

　繰り返しになりますが、１つの法人にいても役割が大きく変わり、血肉
になるのでしたら、その法人でも問題ありません。社歴がある方が、組織
を動かしやすくなることも有利です。ただし、ここにも落とし穴がありま

す。同じ役割で社内ベテランになるのが一番危険です。この社内ベテラン職は実は作業的な要素が多いケースが大半だからです。仮にその状況がさらに 10 年続いた場合どうなりそうか、自身で想像してみてください。「専門職種」でキャリア形成を絞る場合、専門性を突き詰めるか、専門性を活かしてマルチで活動する選択をするか、いずれにしても作業的に漫然と業務をこなすだけではキャリアアップを望めず、自分の満足いくキャリア形成を歩むことができません。

## 3-3-2 「法人」に絞る場合は法人を "活用しきる" スタンスを持つ

　法人に絞ったキャリア形成をする場合もあります。規模が小さいと運命共同体になりますし、大きいと歯車の一部になります。自分に合った法人の規模はあるにせよ、○○の専門家になる場合は、特定の病院でない限り難しい場合もあり、そこに入れない場合、次への道は厳しくなる可能性があります。こうした専門性を極めていきたい場合は今いる病院がその専門分野に長けている病院なのかどうかを知ることが必要です。病院での経験を活かして若くして特定の専門家になることができれば、転職したいと思った場合に有利に働くことが多く、複数の法人に指導的立場で関わることができるかもしれません。

　専門特化ではない場合でも、大規模な法人ではジョブローテーションで様々な経験を積むことができ、若い段階では非常に有益な経験になります。しかし、裏を返せば専門性が身についていないとも言えるため、そのまま自身で専門性の箔をつけることや、マネジャーキャリアへのシフトを見込んだ活動に励んでいかないと、ミドル層を過ぎたあたりから法人にしがみつくことになります。その場合、運よく老後まで働き続けられることを祈るしかなくなります。

### 3-3-3　自身がマッチする「フェーズ」を理解する

　キャリア形成をする上で「自身に合ったフェーズ」を意識することはかなり重要となりますが、意外に見逃されがちです。まずフェーズとは何かを簡単に説明します。皆さんさも「オープニング人材募集」などで応募を検討したことはあるのではないでしょうか。

　フェーズとは、いわば法人の年齢的な要素を指しています。製品にも「導入期」、「成長期」、「成熟期」、そして「衰退期」という４段階で表されるプロダクトライフサイクルという考え方があり、類似した考え方になります。つまり法人が立ち上げ時期（導入期）か、成長している時期（成長期）か、安定している時期（成熟期）か、はたまた成熟しきっている時期（衰

図表 3-12　プロダクトライフサイクル

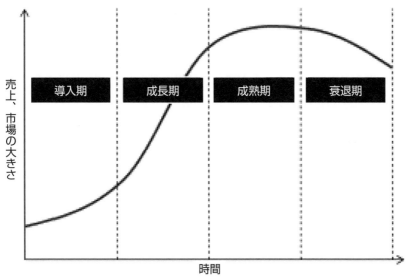

図表 3-13

| | 状況 | メリット/デメリット | 向いている人 |
|---|---|---|---|
| 導入期 | （創業）スタート直後 | カオスの経験・決裁権が持てる/ルールがない・答えがない | ・色々自ら決めたい人<br>・新しいものを創る時にワクワクする人<br>・答えがないものにチャレンジしたい人（カオスチャレンジ） |
| 成長期 | 成長に入ったタイミング・徐々に標準化体系化していく | 成果が出る経験・活気がある/日々オペレーションが変更・人の入れ替わりや昇進が激しめ | ・体系化や標準化が得意な人<br>・ルールづくりが得意な人<br>・答えがないものの答えを色々な観点から考えられる人<br>・変化をポジティブに捉えられる人 |
| 成熟期 | 社内オペレーションは完成形/新しい事業もない | 決められたルールがある・オペレーションが一定/プレイヤーが固定・決裁権は年功序列的・社内不和 | ・業務改善や業務効率化に長けている人<br>・変化が少なく安定した状況を好む人<br>・淡々と与えられた業務をこなすことが苦ではない人 |
| 衰退期 | 同じ事業を同じオペレーションのまま続けている状態 | 作業的な業務が多い/活気が失われている・業務も作業的でモチベーションコントロールは難しい | ・変化を好まない人<br>・作業的に淡々と作業をこなしたい人<br>・定時には帰りたい人 |

退期）か、という視点。自身が経験十分で思い描いた通りに実行したい場合には、決裁権を持った状態での立ち上げ時期が相応しいかもしれません。成長機会を得るために若くして権限を持って仕事をしたい場合は、成長期が相応しい可能性もあります。一方で、ワークライフバランスを充実し、定時で帰宅してプライベートで趣味を楽しんだり、空き時間に副業を実践したい場合には、成熟期が相応しいです。

　職務内容だけでなく、こうしたフェーズは重要で、それぞれ**図表 3-13**を参照しながら自身の資質と相談する必要があります。

　よくあるケースとして、「先輩に誘われたので病院から介護領域に転職します」という場合があります。

　立ち上げの多い訪問看護や通所介護などで先輩の誘いを受ける場合、当初は給料や福利厚生等が低く、また業務も事務作業を任されることも多く、「聞いていた話と違う」となる場合があります。もちろん入職前の事前コ

ミュニケーションを納得いくまで取ることが前提になります。しかし立ち上げ時の不安定な時期にワクワクよりも不安が上回ったり、また自身の専門技術をより突き詰めたい（深めたい）と思って転職しても、自身の想いとはミスマッチである場合もあります。

　いろいろ経験しておくことは後のキャリアに決して無駄にはなりませんが、今の自分が求めているものに合う・合わない、自分の資質や特性に合う・合わないという「フェーズに合っているかどうか」を冷静に考える視点は重要です。

## 3-3-4 「業態」について理解する

　業態とは、主に流通や小売業で使われる言葉で「どのように売るか」に注目して区分した分類を指します。例えば、同じ商品を売るにしてもデパートやスーパーマーケット、コンビニエンスストアなどで異なり、これが「業態」による分類になります。まず、大枠でいうと「公的保険内」か「保険外」か、という分類に分けられます（図表3-14）。

　業種は同じでも、売り方が異なれば求められる能力も変わってきます。例えば、昨今業態として成立しつつある「脳卒中後遺症の方へ自費のリハビリ」という業態。病院の回復期でのリハビリテーションや訪問でのリハビリテーションなどと提供するサービス自体は変わらないですが、挨拶や言葉遣いなどのホスピタリティ面は大きく異なります。最近では自費（保険外）での介護サービスの業態も定着してきており、介護スタッフの能力（介護技術だけでなくホスピタリティ面も重視している）に応じて評価を見える化し、顧客マッチング時の報酬単価を上げる形で運営している会社もでてきています。また、保険内、保険外を問わず在宅に出向く訪問系サービスと病院や施設での提供サービスとでは大きく異なります。

図表3-14

| | | 医療 | 介護 | 福祉 | ヘル・予防/健康増進 | ヘル・患者/生活支援 | ヘル・事業者支援 |
|---|---|---|---|---|---|---|---|
| 働いている/働く可能性のある領域（業態）の成長度合い | 市場性 | ・制度・人口動態ビジネス<br>・制度変遷により左右される<br>・インフラとして安定している<br>・遠隔診療などイノベーション要素もあり | ・制度・人口動態ビジネス（高齢者が主）<br>・中小零細企業が多数を占める<br>・制度変遷により左右される<br>・民間～公務員<br>・医療より政治力で劣る<br>・インフラとして市場は大きい | ・制度・人口動態ビジネス<br>・制度変遷により左右される<br>・民間～公務員<br>・インフラとして市場は大きい<br>・高齢障害者、知的障害者が増加 | ・健康維持・促進の機運の高まりがある<br>・フィットネスブーム<br>・データを蓄積して健康維持に繋げ医療費削減にむけた社会からの要請も強い<br>・アナログなオペレーションが多くDX等の潜在ニーズは高い | ・患者の意思決定を促すツール開発、情報の開示、選択肢の提案など様々なソリューションが開発されている<br>・利便性、情報の非対称性の解消に向けてニーズは高まる | ・人材の採用から事業所の業務改善にむけたDXまで益々効率化・生産性向上が求められる中ニーズは高い<br>・また売上UPに繋がるコミュニケーションツールも活発 |
| 働いている/働く可能性のある職場のフェーズ | フェーズ | 【期】急性期～生活期まで<br><br>【法人】立ち上げ～成熟（衰退） | 【期】基本的には生活期<br><br>【法人】立ち上げ～成熟（衰退） | 【期】基本的には生活期<br><br>【法人】立ち上げ～成熟（衰退） | スタートアップ（創業）～大手企業（成熟） | スタートアップ（創業）～大手企業（成熟） | スタートアップ（創業）～大手企業（成熟） |
| 働いている/働く可能性のある職種 | 職種 | 各種資格職<br>事務職<br>経営企画<br>総務<br>営業<br>など | 各種資格職<br>事務職<br>経営企画<br>総務<br>営業<br>など | 各種資格職<br>事務職<br>経営企画<br>総務<br>営業<br>など | 各種資格職<br>営業<br>マーケター<br>エンジニア<br>プロダクトマネジャーなど | 各種資格職<br>営業<br>マーケター<br>エンジニア<br>プロダクトマネジャーなど | 各種資格職<br>営業<br>マーケター<br>エンジニア<br>プロダクトマネジャーなど |

公的保険内サービスが中心　　　　　保険外サービスが中心

　クライアントの自宅に出向く場合はいわば「クライアントのホーム」であり、クライアント以外にも家族と接する場面も多く、また他の会社のサービス事業所との連携も多くなります。そうした多視点での評価を受けることになるため、より高度なコミュニケーションが求められます。こうした形で同じ保険内（大枠では同業態）でもそれぞれのフェーズにより求められる能力は異なりますし、それが保険外ともなるとさらに異なった能力が求められる場合もあります。

# 第4章

# 転職に重要な「軸」の理解

## ―自身の3つの軸を知る―

# 4-1 「3つの軸」構築の前に覚えておきたい キャリア思考の3要素

　転職をどのタイミングですることがベターか？　という相談が筆者にくることがしばしばあります。結論から言えば「1人ひとりに合ったタイミング」と言えます。ただし、個別最適ではなく、全体最適でもう少し広い枠組みで考えた場合については以下の3つの要素を加味して説明をすることがあります。

## 4-1-1　キャリアサイクルを理解する ―デザインとドリフトの周期性

　まず、キャリアデザインとドリフトの関係について説明します。大前提として、キャリア形成ではサイクルが生じることを覚えておきましょう（**図表4-1**）。もちろん、臨床現場にいる従事者から管理者にキャリアアップすればこのサイクルの内容は変わりますが、各フェーズにおいてこのサイクルが繰り返し生じることは理解しておきましょう。

　このサイクルでいう**転職活動（転職を考える／市場価値を確かめるタイミング）**は②から③のサイクル時に生じる「ドリフト期（安定期）」になります。仕事にも慣れ（飽き）、成果もある程度出るようになり、次のステップを漠然と考えはじめるタイミングとも言えます。ドリフトは「漂流」という意味を持ちますが、"なんだかふわふわして仕事に身が入らない"、"外の情報がいつもよりも気になりはじめた"などといったタイミングと言えます。ここでの出会いやインプットは可能性を拡大する上で重要です。

図表4-1

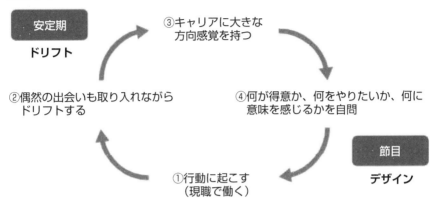

そこから③大枠の方向性（自身の軸と照らし合わせて戦略を練る）を見つめ、④自問自答しながらデザインを組み（キャリアデザインをアップデート）、このタイミングの1つの選択肢として**「転職」という手段を実行する**ことがあります（現職に残ることもある）。その後転職先 or 現職と選んだ環境で必死に仕事に取り組む「行動」の時期を経て、また「ドリフト期（安定期）」に入っていきます。だいたい3〜5年周期でこのサイクルが繰り返されると言われています。

　説明からも分かるように、②・③のドリフト時に「転職活動」をし、自身の市場価値をモニタリングすることは非常に需要です。転職活動はしばしば「キャリアの健康診断」とも言われますが、3年に1回程度自身の見直しをしてみる習慣を持ちましょう。これをせず、第3章でも説明したように30代を超えて「よっしゃ、転職しよう」と思った時に、市場価値が思っていたよりも低く、年収やポジションも今よりも下がった状態での選択肢しかなく、しぶしぶ現職に留まるといった状況も多くあります。転職をキャリア形成の選択肢として持つことは自然なことですが、ドリフト・デザインのサイクルを意識して、転職活動を定期的に行うことはおススメ

です。

## 4-1-2　キャリアプロセスは曲線であり「経験・実績」と「年齢」の２軸で最適解を考える

　次に、経験・実績、年齢という変数で転職するタイミングを考えてみます。最初の転職タイミングで分かりやすい指標としては、先に記した「3〜5年」。根拠としては１つの専門性をある程度身につけることができる「１万時間の法則」に準じた考え（**図表4-1** で説明したデザインとドリフトのサイクル）に加え、**図表3-4** で示したキャリア理論の中で「価値観醸成（自身のキャリアにおける軸がある程度定まる）」が 27、28 歳あたりで定まると言われていること、さらに結婚や出産等で収入面やワークライフバランスの面から転職を考える人が増えるタイミングと言えます。2回

図表4-2

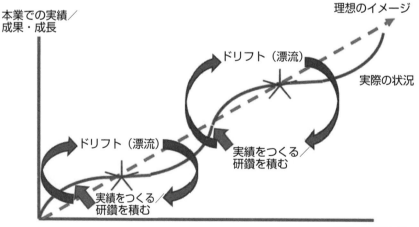

★が理想の開始タイミングと考えている

目以降も同様のサイクルでと理論上は考えられますが、最近は自己学習を含め経験を短期間で積むことができたり、ライフキャリアに対する価値観が多様化したり、また転職に対してのハードルが下がっていることから「転職」に対する考え方が多様化しています。理想のタイミングをものにして、キャリアを変幻自在に歩む上で、20代をどのように過ごすのかという逆算思考が重要となります。「専門性を突き詰めるために大学院に通う」、「研究を突き詰めて数をこなす」、「第二新卒のカードが使えるうちにジョブチェンジする」など、20代をなんとなく過ごすのではなく将来を見据えた仮説を立て、どんどん実践をしていくことが重要になります。(そのために 4-2 以降のワークを実践して軸を構築してみましょう。)

　今のモデルを発展させたものに、「副業・複業」を組み合わせたモデルもあります。詳細は前出の『副業編』を是非お読みください。副業・複業で実践経験を早期に積む、ドリフト期に副業・幅業で可能性を広げる**図表4-3**（可能性模索）などの効果を発揮することがあります。それをきっか

図表4-3　発展したモデル

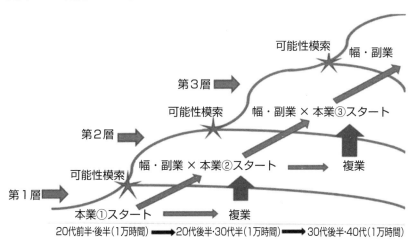

けとして転職に至ることもあるため、副業と転職をうまく組み合わせたモデルは今後益々広がっていくと思われます。

### 4-1-3　転職をキャリア形成で有効に活用するために考えておきたい「３つの軸」

　最後に4-2以降に構築する『３つの軸』についての概要説明をします。筆者はこれを「キャリアの四隅」と言っていますが、「現状」を正しく把握した上で①自分軸（Mission：何を成したいか・想い・ワクワク➡資質／特性・価値観・強み／弱みなど）、②キャリア軸（Vision：どういう状態になっていたいか？➡未来イメージ、課題設定、戦略立案など）、③転職軸（Value：Mission、Visionを実現するためにどういう行動基準を設定するか？➡優先度、キャリアの棚卸、汎用可能能力／持続能力の抽出など）

図表4-4　キャリアの"四隅"

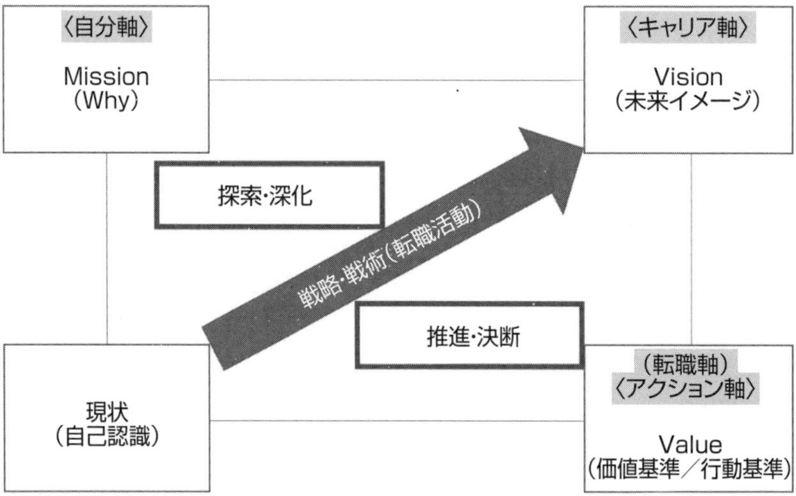

〈自分軸〉
Mission
（Why）

〈キャリア軸〉
Vision
（未来イメージ）

探索・深化

戦略・戦術（転職活動）

推進・決断

現状
（自己認識）

（転職軸）
〈アクション軸〉
Value
（価値基準／行動基準）

の3つの軸を構築することで、4つの点ができます。

　詳細は後述するワークを通して理解してほしいのですが、現在の自己認識を含めたこの4点を自分なりにしっかりと構築した上で、具体的なアクションをするのか、構築せずなんとなくアクションするのかで言えば、明らかに前者のほうが成長・成果に繋がります。もちろん、キャリア形成は偶然の出会いやイベントにより大きくアクションが変わる可能性はありますが、こちらの4点を明確にしておくことで、取捨選択をする際、意思決定をする際の判断軸ができるため、ミスマッチの確率が低くなり、スピーディに判断することができます。

　「これが全てだ！」というものではなく、環境や自身の能力は変化し続けますし、予想だにしない偶発的機会も行動する中であります。それらに対してブレずに、臨機応変に対応する上で重要な軸形成と認識しておくことが適切です。

# 4-2 自己理解を深めキャリアの「土台」を構築する
## ―過去を振り返り自分軸の構築

## 4-2-1　なぜ、「自己理解」を深めることが重要なのか

　第3章では客観的な軸（市場・フェーズ・職種など）から転職に向けたキャリア形成を考えてきましたが、本項から自分軸について考えていきます。ここでいう自分軸とは、「自分はどうしたい、こうありたいという自分の考えのもと行動すること」を指します。自分軸を持つ人は、自分がこうしたいという考えのもと行動するため、周りの評価や顔色を気にしません。そのため、自分軸を持っていると自分らしく生きられるようになり、周囲からは自信のある魅力的な人に映ることが多いです。

　一方で対極的にある他人軸とは、「自分の考えよりも他人の考えを優先して行動すること」です。他人軸で生きる人は、その場の雰囲気や環境に影響されることが多く、自分らしさを失ってしまうことがあります。周りの目や考えを気にするため、不安に感じたり、自分に自信が持てなくなってしまう人もいます。

　ただし、こうした自身が思う「自己理解」と他者が思う「自己理解」とを重ね合わせ、それらのズレを補正していくことが重要です。つまり、重ね合わせた先にあるその違いを認識する行為が本当の意味での「自己理解」だと言えます。仮にこの重ね合わせができておらず、自分が思う自分軸のみを形成してしまった場合、いざ組織を飛び出した時に想定すらしていなかった厳しい現実に直面し、悩みを抱えることになります。例えば、病院

勤務勤続 10 年で臨床能力には自信があり、院内ではマネジャーポストを担っている医療職が「ヘルスケア企業」にチャレンジしようとインターネットなどで仕事を探したところ、自分が応募できそうな検索結果が思ったよりも少なかったこと（求人数の少なさ）や、自身が持っている専門スキルと市場で求められている資格やスキルが自分にはないと気付く（市場価値の低さ）などがあります。

　それらを踏まえ、どうすれば自己認識を高め、自分軸を持てるようになるのか、まずは「自分がコントロールできる点に集中する」、「日々の小さな意思決定を自分でする」、「自分なりの判断基準を持つ」、「自分の本音を大切にする」、「他者（市場）からの評価を適宜重ね合わせる」などという点が重要になります。以下に示す点を意識しながら自分軸を構築していってください。

　これまで「自己分析してみても、元々知っている自分を再確認しただけになった」、「目指している病院・企業に必要な強みにフォーカスし過ぎた結果、偽りの自分を作り出すことになった」、「転職活動が上手くいかず、自己分析を何度も繰り返しているうちに、逆に自分のことが分からなくなった」という多くの方の悩みを聞いてきました。こうした悩みは、①自分で自分のことを考えてみても、結局は自分から見た自分しか分からない、②人は表と裏の部分が必ずあり、捉え方によっては自分の都合の良いように解釈できてしまう、③自分を測定するための基準が無いため、何が良くて何が悪いのかさえ分からなくなってしまう、といったことが起因として挙げられます。最終的には自ら時間を掛けながら「腹落ち」、「納得」することが重要ですが、自分で主観的に自己分析をするだけでなく、客観的な視点を入れた形で分析をすることをしたほうがよいでしょう。

　以下に示すような資質や強みを客観的に理解するツールを実践することで腹落ちすることもありますし、ワークを通してあるいはコーチングなど

のセッションを通して腹落ちすることもあります。自分の納得する形で「自分自身の資質や強み」の分析を主観、客観で行ってみてください。

## 4-2-2　自己理解を深めるワーク／テスト

◆自分軸
　・自身の資質理解：①ストレングスファインダー／②ポテクト
　・判断軸の理解：①自分史（モチベーショングラフ）ワーク／②概
　　　　　　　　　念化ワーク
　・セルフアウェアネスの理解：①ジョハリの窓ワーク／②エンプロ
　　　　　　　　　　　　　　　イアビリティチェック
　・偶然性の理解：偶然性活用スキルテスト

### (1)　自身の資質理解：①ストレングスファインダー

　自己認識を進める上で自己の特性を把握することが重要です。代表的なものでは、ストレングスファインダーがあります。ストレングスファインダーとは、アメリカのコンサルティング会社「Gallup 社」が開発した自身の強みを明らかにする自己分析ツールで、今では一般的な自己分析ツールとなっています。web サイト上で 177 個の質問に答えることで、以下のようなことが分かります。

　○34 個ある資質の中から自分の強みが分かる
　○自分の強みが可視化できる

　ストレングスファインダーを使って自己分析をすると、34 の資質からもっとも強みとなり得る資質を5つ選出してくれます。ただし、5つの資

質は「あなたの強みになり得る資質＝傾向」であり、「あなたの強み」となっているわけではないので、注意が必要です。

## ＜方法＞

　書籍付属のアクセスコードを使用する場合は、書籍代のみで追加費用は掛かりません。Gallup 社のサイトから直接アクセスコードを購入する場合は 5 資質で 2,340 円（2020 年 6 月現在）です。

## ⑵　自身の資質理解：②ポテクト

　ポテクトとは Potential（可能性のある、見込みのある、潜在的な）＋ Detect（見つける、発見する、検出する）を合わせた造語「POTECT」で、自身の特徴、職種、自己評価、客観的評価の注目すべき資質の確認ができます。「あなたをひと言で表すと」、「あなたの力が発揮できる役割」、「自分自身で考えている自分の強み・弱みランキング」、「テストから算出した客観的に分析した強み・弱みランキング」などがあります。転職活動における自己分析の悩みを解決するために、自分のことを客観的に分析できる本格的な診断テストになります。

　ポテクトは、これまでにテストを実施した人の蓄積された分析結果と、あなたのテスト結果を照らし合わせることで、50 種類に分類された資質から長所（強み）・短所（弱み）を客観的に分析することができます。自分が知っている資質と、客観的に分析された資質を対比させて分析表示できるので、主観的に見た自分と、客観的に見た自分の違いに簡単に気付くことができます。

## ＜方法＞

　以下のサイトから無料で診断可能です。

図表 4-5

資質概要シート

あなたをひと言で表すと…

「周りが驚くような斬新なアイデアを出す力」が強く、「同じことをやり続けることができる力」が弱い、クリエイタータイプ

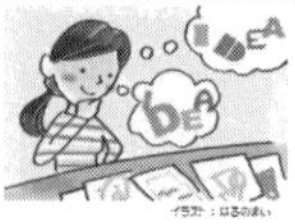


あなたの力が発揮できる役割は…

| | | | |
|---|---|---|---|
| 1位 | クリエイター | 新しい価値を生み出す場面で力を発揮できる | 75.5 |
| 2位 | マネージャー | チームの中心となって統率する場面で力を発揮できる | 75.3 |
| 3位 | フィールドワーカー | 主体的に行動して開拓していく場面で力を発揮できる | 65.1 |
| 4位 | コミュニケーター | 人と交際する場面で力を発揮できる | 56.6 |
| 5位 | プランナー | 企画や段取りを考える場面で力を発揮できる | 44.9 |

自分自身で自分の強みをどのように考えているか…

| | | | |
|---|---|---|---|
| 1位 | 発想力 | 周りが驚くような斬新なアイデアを出す力 | 60.4 |
| 2位 | 統率力 | 多くの人々をまとめて率いる力 | 58.2 |
| 3位 | 着想力 | 物事を解決するためのアイデアを出す力 | 57.7 |
| 4位 | 掌握性 | 主導権を握るために周囲にいる人の状況を把握したい性格 | 56.2 |
| 5位 | 主体性 | 自主的に行動しようとする態度 | 56.1 |

自分自身で自分の弱みをどのように考えているか…

| | | | |
|---|---|---|---|
| 1位 | 根性 | 継続的に簡単に屈しない強い精神 | 32.7 |
| 2位 | 従順性 | 指導や指示に対して意見せずに受け入れ従う性格 | 33.2 |
| 3位 | 持続力 | 同じことをやり続けることができる力 | 35.1 |
| 4位 | 均衡性 | 物事や生活のバランスを取ることを重視する性格 | 37.8 |
| 5位 | 慎重 | 注意深く、軽々しく判断しない姿勢 | 38.3 |

テストから算出した客観的に分析した強みは…

| | | | |
|---|---|---|---|
| 1位 | 発想力 | 周りが驚くような斬新なアイデアを出す力 | 72.2 |
| 2位 | 自優心 | 自分のことを優れていると思う心 | 71.6 |
| 3位 | 掌握性 | 主導権を握るために周囲にいる人の状況を把握したい性格 | 70.1 |
| 4位 | 着想力 | 物事を解決するためのアイデアを出す力 | 69.9 |
| 5位 | 求心力 | 他人を引きつけ、人々の中心となる力 | 69.5 |

テストから算出した客観的に分析した弱みは…

| | | | |
|---|---|---|---|
| 1位 | 責任感 | 果たすべき務めを遂行しようとする感情 | 14.6 |
| 2位 | 持続力 | 同じことをやり続けることができる力 | 15.9 |
| 3位 | 慎重 | 注意深く、軽々しく判断しない姿勢 | 19.5 |
| 4位 | 均衡性 | 物事や生活のバランスを取ることを重視する性格 | 21.0 |
| 5位 | 執着性 | 自分が納得できるまでこだわる性格 | 23.6 |

自己評価と客観的評価から分かる、自他共に認める確信できる強みは…

| | | | |
|---|---|---|---|
| 1位 | 発想力 | 周りが驚くような斬新なアイデアを出す力 | 66.3 |
| 2位 | 着想力 | 物事を解決するためのアイデアを出す力 | 63.8 |
| 3位 | 自優心 | 自分のことを優れていると思う心 | 63.4 |
| 4位 | 統率力 | 多くの人々をまとめて率いる力 | 63.3 |
| 5位 | 掌握性 | 主導権を握るために周囲にいる人の状況を把握したい性格 | 63.1 |

自己評価と客観的評価から分かる、自他共に認める確信できる弱みは…

| | | | |
|---|---|---|---|
| 1位 | 持続力 | 同じことをやり続けることができる力 | 25.5 |
| 2位 | 従順性 | 指導や指示に対して意見せずに受け入れ従う性格 | 28.9 |
| 3位 | 慎重 | 注意深く、軽々しく判断しない姿勢 | 28.9 |
| 4位 | 均衡性 | 物事や生活のバランスを取ることを重視する性格 | 29.4 |
| 5位 | 責任感 | 果たすべき務めを遂行しようとする感情 | 30.2 |

https://potect-a.com/free/

### ⑶　判断軸の理解：①自分史（モチベーショングラフ）ワーク

・自分史（モチベーショングラフ）ワーク…①

モチベーショングラフは自己理解の中でポピュラーであり、どんな時にモチベーションが上がったり下がったりするのかをグラフにして表します。キャリア形成全体、転職活動を充実したものにできるかは、自己分析がカギを握っているので丁寧に自己分析していきましょう。モチベーショングラフとは、ある一定の時期から現在までのモチベーションを振り返り、自分がどんな時にモチベーションが上がるのか、それはなぜかを明らかにすることで自分の価値観や特性を理解することができる自己分析です。

モチベーショングラフを行うと、次の２つが分かります。「自分の意思決定の傾向を明確化できる」、「自分の事（強みや武器）を整理できる」こ

の2つを見つけて、より自分にとってよい道を選択しましょう。

## ＜方法＞
### ■STEP1

　白い紙でもエクセルでも何でも大丈夫なので、まず自分が描きやすい媒体を用意し、そこに2つの軸を記入しましょう。横軸が時間の流れを、縦軸がモチベーションの上下を表しています。

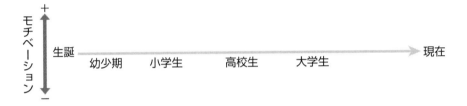

### ■STEP2：年齢ごとのモチベーション上下とその時の出来事の詳細を書く

　次に、生まれてから現在までを振り返り、モチベーションの上下を記入しましょう。モチベーションの分岐点で何が起こったのか、合わせて出来事も記入してください。こうすることにより、自分のモチベーションが何かや、どのように乗り越えてきたかを可視化することができます。この際に気を付けるべきポイントは、「自分の人生を振り返ることのみに集中すること」です。大きな出来事や突飛なイベントでなくても構いません。自分のモチベーションに関わってきた些細な日常のことまで深掘りして書くとより効果的なモチベーショングラフが完成します。

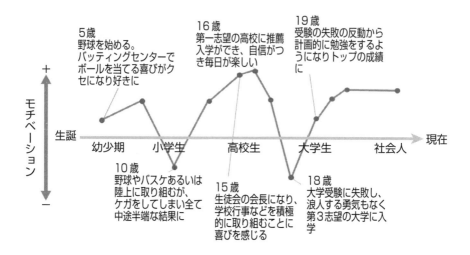

■STEP3：当時置かれていた環境を振り返る

　モチベーションが高かった時、また低かった時、その当時置かれていた環境を思い出してください。人間関係や、その中の雰囲気なども振り返りましょう。そうすることで、自分がどんな環境を好むのか、どんな環境に適しているのかが分かります。

■STEP4：当時の感情や思考・行動を振り返る

　モチベーションの分岐点で自分が抱いた感情や、その時考えたことと起こしたアクションを思い出して記入してください。その当時は「ただなんとなくワクワクした」と思ってした行動だとしても、「なぜワクワクしたのか」、「どのようなときにワクワクするのか」というように、「なぜ」や「どういうとき」に注目して書くと、自分の価値観や特徴が理解しやすくなります。

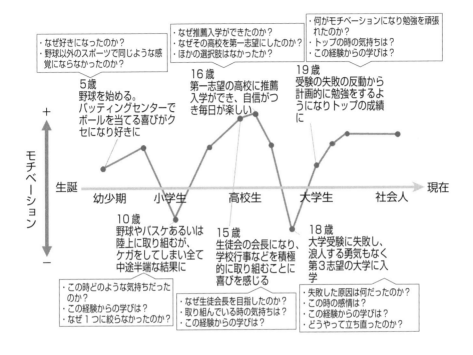

## ■STEP5：自分の価値観や特徴を理解する

　自分の人生において、モチベーションの分岐点がいくつもできたと思います。モチベーションが上がる分岐点、もしくは下がる分岐点のそれぞれで、自分の感情やその感情を抱いた理由に何か共通点は見えてきましたか？　逆に、違いは見えてきましたか？　ここの共通点と違い探しが最も重要な作業です。

　「自分が頑張れた理由、逆に頑張れなかった理由の違いは何か」、「一番頑張れた時の理由と次に頑張れた時の共通点は何か、また違いは何か」など、細かく共通点や違いを見ていくことによって自分が大切にしている価値観や特徴を理解することができます。その分岐点での出来事は様々であっても、そこで共通して抱いた感情や自分なりの価値観、得意・不得意、

周りの環境などが見えてくるはずです。そして見えてきた共通点は、**自分が物事を選択する際の判断軸**であったりします。それは転職の際に、自分がどの道を選択するのかの軸に共通する部分があります。

## ⑷　判断軸の理解：②概念化ワーク

　「概念化」と聞くと難しく聞こえますが、このワークでは普段から何気なく上長や同僚、友人会話の中で質問をされている「あなたにとって仕事とは何か」、「あなたにとってやりたいことは何か」、「あなたにとって幸福とは何か」といったような人それぞれで解釈が異なる質問を題材にして抽象化・概念化し、そこから具体化を行います。そうした思考過程で、自身の「判断軸」をあぶり出し、醸成していきます。

　キャリアを歩む中で「感情の高ぶり」や「自己の成長」ということをよく意識します。しかし、一般論ではなく具体的に自身にとって「感情の高ぶり」や「成長」がどういった状態であるかについてじっくり考えたことがあるでしょうか。辞書的な意味ではなく、自分にとってどういったものかを意味付けしている人はごくわずかです。しかし、幸福度・満足度が高いキャリアを歩んでいる人はこうした点を自分事化している場合が多くあります。是非、アウトプットをしながら自身にとってどういった意味かを腹落ちするようにしてください。そしてそれを自身がキャリアを歩む、転職をする際の判断軸としていってください。

　方法としては以下に示すように「雑多なエピソードを列挙（STEP 1・2）」➡「共通項を見出して抽象化（STEP 3）」➡「般化できるように概念化（STEP 4）」➡「目的に対しての活かし方を具体化（STEP 5）」➡「具体化した要素の優先度をつける（STEP 6）」➡「転職の場合候補先を複数社あげて点数化（STEP 7）」この STEP が転職をする際の判断軸になるという流れになります。

## ＜方法＞

### ■STEP1・2：「ワクワク」「成長」にまつわる体験・出来事を書き出す

これまでの仕事生活・人生を振り返って、または世の中を見渡してみて、

・自身のこれまでのワクワクした、感情が高ぶったエピソード

・自身のこれまでの成長体験、成長エピソード

を具体的に思い浮かべて書き込んでみましょう。

### ■STEP3：「ワクワク・成長」の定義

「ワクワクして成長につながる仕事」を自分なりの言葉で表すとどうなるか。ここでは、具体的なエピソードをまとめ、共通しているポイントを自身で洞察し、本質的な要素を自分なりに引き抜いてくることが求められます。（例を参考に自分の言葉でアウトプットしてください）

### ■STEP4：それぞれの「ワクワク・成長」のモデル化

STEP2の定義をふまえて、「成長とはどういうものであるか」を図や絵で表す。物事の構造や仕組みを単純化して図的に表現する。絵や図に表すことによって、文字をイメージとして表出でき、他の場面にも汎用可能なモデル化ができます。自由に思ったように描いてみてください。

### ■STEP5：「ワクワク・成長」の具体化し要素化

ワクワク・成長を"意図的"に起こすために必要な要素としてどのようなものが考えられるでしょう。5つ程度挙げてみましょう。要素化がなぜ大事かといえば、思考を一般化するだけでなく自分事化（具体化）をすることによって、行動につながり、結果的に様々なフィードバックからです。そのフィードバックから新たな経験が蓄積をしていき、それがまたエピソードとして溜まり、上記したSTEP1〜4のようなサイクルが始まり、その回路を回すことにより、思考の精度がどんどん高まっていきます。

### ■STEP6：要素をプロットし優先度をつける

STEP5で挙げた要素を表の最左列に書き込みましょう。そしてその要

素の中で自身にとっての「優先度」を付けてみましょう。

■STEP7：転職候補先の複数の企業が要素を満たしているかどうか点数化

　転職活動をしている場合、その企業について自身が挙げた要素をどの程度満たしているのかを点数化する。

＜要素の点数化＞

　「1点：全く満たしていない」

　「2点：少し満たしていない」

　「3点：どちらともいえない」

　「4点：ほぼ満たしている」

　「5点：全て満たしている」

＜優先度の点数化＞

　優先度1～5（それ以上あれば同様のルールに従う）

　ルール：要素の数に応じて優先度が高いものから高い点数をつける

　例①：要素5項目の場合

　　・優先度1：5点　優先度2：4点　優先度3：3点　優先度4：2点
　　　優先度5：1点

　例②：要素7項目の場合

　　・優先度1：7点………（中略）………優先度7：1点

＜要素の点数×優先度の点数＞

　上記で点数化した要素と優先度を掛け合わせる。

　例：要素「5項目」の場合で「全て満たしている」ケース＝合計75点

　　　「5×5」＋「5×4」＋「5×3」＋「5×2」＋「5×1」＝75

　点数が高いほど自身の「ワクワク・成長」の判断軸とマッチしている企業という意味となる。

図表 4-6

概念・本質の世界

事象・経験の世界

STEP3: あなたにとって「ワクワクして、成長につながる仕事」とはどういった状態でしょうか？（例を参考に問1・問2を受けて自分なりにまとめてください）

例：ワクワクして成長につながる状態とは…
・夢中になって取り組み気づいたら成果がでていた状態
・受けた時に感情がたかぶり困難な業務でも楽しめた状態
・働く仲間と助け合いながら自らの役割を全うできた状態
・ワークライフバランスが保たれ、丁寧に自分が納得して業務をこなせた状態 etc.

STEP4:「ワクワクして、自己成長できる状態」をあなたなりに図や絵で表してください（自由に描いてください）

STEP1: これまでの仕事の中で「ワクワクした」エピソードを書き出す（3以上）
・
・
・

STEP2: これまでの仕事経験の中で「成長することができた」エピソードを書き出す（3以上）
・
・
・

STEP5: あなたにとって「ワクワクして、自己成長できる状態」になるために必要な要素は何ですか？問1－4を参考に挙げてください（5つ）
①
②
③
④
⑤

例：働く人との相性、仕事内容、裁量が与えられている、ワークライフバランス、スピード etc.

| 要素 | 優先度 | 会社 A | 会社 B | 会社 C |
|---|---|---|---|---|
|  |  |  |  |  |
|  |  |  |  |  |
|  |  |  |  |  |
|  |  |  |  |  |
|  |  |  |  |  |
|  |  |  |  |  |
|  |  |  |  |  |
| 計 |  |  |  |  |

〈要素の点数化〉
「1点：全く満たしていない」
「2点：少し満たしていない」
「3点：どちらともいえない」
「4点：ほぼ満たしている」
「5点：全て満たしている」

## ⑸　セルフアウェアネスの理解：①ジョハリの窓ワーク

　ジョハリの窓というツールは複数でワークを行う際に「他者からみた自分の強み（弱み）」を理解できるという点で有効と言える。ジョハリの窓とは、４つのマスを使って自分をより多面的に理解するツール。自分の視点と他人の視点を使うことで広く自分を受け止めることができ、他人からどう自分が見られているかが分かることで周囲とも話がしやすくなるというもの。

### ＜方法＞

　筆者はチームでワークを行うことをおススメしている。

■STEP1：

　まず対象となる１人を決める。次にその対象となるメンバーの強みを５つ書き出す。その際、正方形の付箋などがあれば１つずつ書き出すようにする。あくまで思いついたものを思いついたまま書き出せば問題ない。所用時間は３-５分程度で、もしここに６人のメンバーがいるとすると、１人当たり５つの強みが書かれているので、計30個の強みが書き出されている。

■STEP2：

　それぞれが書き出したメモや付箋を、テーブル上に皆に見えるように同時に出して仕分けする。例えば、本人から「スピードが速い」と書き出されて、メンバーから似たようなものが１つでもあった場合、「開放の窓」に書き加える。これが他人にも分かっているという強みになる。

■STEP3：

　次に、本人が話しても、誰も同じものが無かった場合は「秘密の窓」となる。自分には分かっているが、他人には見えていない強みになっている可能性があるので、これがより伝わればもっとメンバーと良いチームプレ

図表 4-7

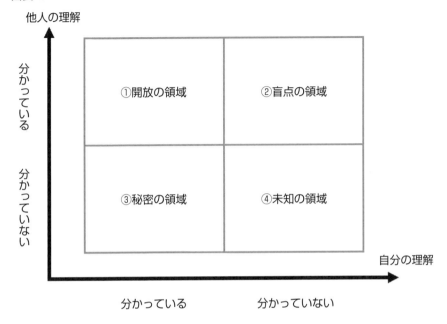

イができるかもしれない。

■STEP4：

　一方、メンバーが強みとして挙げてくれたにも関わらず、自分は出していないというものもある。これは「盲点の窓」で、自分では優位と思っていなくても、周囲からすると強みに見える要素。この要素をもっと活かすと、自分の強みをさらに引き出してくれる可能性がある。こうしたチームでのワークを通して「強み」を立体的に捉えるのは重要となる。

・自身の強みの拡大に向けて

　応用的には、**図表 4-8** が示す通り「開放の窓」（自他ともに認める強み）を明確にした上で、必要であれば強みの範囲拡大も目指していきたい。特

図表 4-8　他者によるフィードバックが「強み」の拡大に繋がる

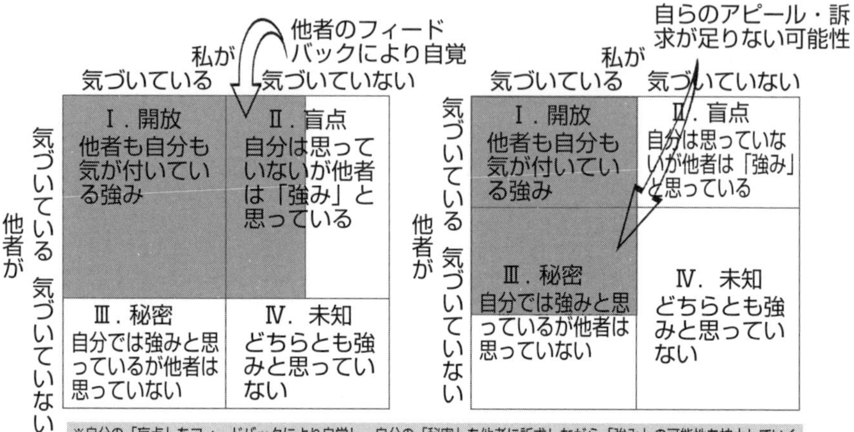

※自分の「盲点」をフィードバックにより自覚し、自分の「秘密」を他者に訴求しながら「強み」の可能性を拡大していく

に、他者が気付いていて自分が気付いていない「盲点の窓」は、"得意分野"であることが多く、仕事にも直結しやすく、成果も残しやすい。また自分は気付いているが他者は気付いていない秘密の窓は、アピールが足りない場合は積極的にアウトプットすることで転職に有利に働くことがある一方で、好きなだけで資質的にも発展が望めない場合「自分よがり」になってしまう可能性もあります。そういった場合は、むやみにアピールしないほうが良い場合もあるので注意が必要。いずれにしても「開放の窓」を明確にした上で、広げる努力は行ったほうが有利に働くことは確かです。

## ⑹　セルフアウェアネスの理解：②エンプロイアビリティチェック

　エンプロイアビリティとは、Employ（雇用）と Ability（能力）を合わせた造語で「雇用される能力」のことを指します。最近では「自己研鑽」を業務時間内で行うか否かという議論もあるように、個々人がある程度磨くことが求められるようになってきました。それに加え、雇用継続性を担

保する目的で企業が社員に対してエンプロイアビリティを保障する考え方が広まっています。今後、転職活動をする中で自身の経験・能力はどの程度他の病院や企業で活きそうかを整理していくことになりますが、そうした能力や経験を正しく自己評価しておくことが、対外的な評価と一致させていく上では重要です。

　日本生産性本部による組織に雇用されている人を対象とした調査によると、「今後のあなた自身の雇用について不安を感じていますか」という問に対し、「かなり不安を感じる」16.7％、「どちらかと言えば不安を感じる」31.0％と、併せて47.7％の人々が雇用不安を感じていました。その中で、医療・福祉業は65.0％で雇用不安を感じる人の比率が高くなっています。また、労働経済白書による転職市場における自己評価、つまりエンプロイアビリティの自己評価についての調査も実施しています。

　結果としては、自身の能力や経験が、転職市場で「大いに評価されると思う」または「ある程度評価されると思う」と回答した評価が高い人々は42.7％、「何とも言えない・分からない」と答えた人々は19.8％、「あまり評価されないと思う」または「まったく評価されないと思う」という評価が低い人々は37.4％でした。このように、転職市場において自身の能力や経験が評価されると考えている人々、つまりエンプロイアビリティの自己評価が高い人々は半数に満たないことが分かりました。

　これらの結果から、雇用不安は高まる一方で、自身のエンプロイアビリティは低い人が多いことが明らかになりました。このエンプロイアビリティが高い社員は、一般的に市場価値が高いです。そのため自身の経験や能力を適切に評価し、その上で、必要とされる能力を身につけることによってエンプロイアビリティを高めることは益々重要になっています。このエンプロイアビリティが高いことで、転職活動をスムーズに進め、自らの思い通りに転職を実現したり、自分では想像し得なかった人や法人からヘッ

115

ドハンティングの機会を呼び込むかもしれません。


## ・含まれる５つの要素

　エンプロイアビリティは、業務への適性や仕事のモチベーション、労働市場への知識などを中心に、以下の５つの要素から成り立っています。


1.　能力的側面：職業適性、仕事を探すスキル、学習能力、職場への適応能力
2.　意欲や行動的側面：仕事へのモチベーション、キャリアマネジメント
3.　性格的側面：行動をおこす自信や、周りとの関係性を構築する能力
4.　知識的側面：労働市場や、仕事をサポートしてくれる人脈に関する知識
5.　環境的側面：政府や企業の能力開発に関する制度、労働市場の状況


　１から４の要素は個人に帰属し、５は社会環境に左右されます。労働者はこれらの要素に関して、企業に必要とされ続けるための努力が求められます。職業への能力だけではなく、持っているスキルに見合った「仕事を探す能力」や、職場に馴染み成果を出す「適応力」、仕事へのモチベーションを「コントロールする力」など、自身の市場価値を高めるためにも総合的な能力開発が大切です。


## ・２種類のエンプロイアビリティ

　エンプロイアビリティは、時代によって変化する価値と時代の変化を受けにくい価値の２つに分けられます。前者を「相対的エンプロイアビリティ」と呼び、後者を「絶対的エンプロイアビリティ」と言います。

① **相対的エンプロイアビリティ**

　市場のニーズや時代の変化によって左右される価値のことを指します。現代では、IT技術の発展や、働き方の変化など、急速に労働環境が変化しています。同じ医療・介護専門職でも、求められる知識や技術がすぐにアップデートされることも少なくありません。そのため自らが、従事する職種や業界のニーズを把握し、資格取得や部署異動などで経験を積むことにより、相対的エンプロイアビリティを高める必要性に迫られています。

② **絶対的エンプロイアビリティ**

　一方、相対的エンプロイアビリティとは異なり、時代の変化の影響を受けにくい価値・スキルのことは「絶対的エンプロイアビリティ」と呼ばれます。医師や看護師、療法士、介護福祉士といった医療国家資格を必要とする職業は代表例です。どのような状況下でも、特定の仕事に従事するために必要な能力であるため、市場が変化しても生き残る可能性の高いエンプロイアビリティを有していると言えます。ただし、医療・介護職はこの"国家資格"が安定しているおかげで相対的エンプロイアビリティを自ら高めようとはしません。その資格が今後「絶対的なものでなくなる」ことが予想され、今後は相対的なエンプロイアビリティ能力も高めていくことが求められるでしょう。

## ＜方法＞

　具体的な能力を、厚生労働省が公表している「エンプロイアビリティチェックシート」をもとに確認してみましょう（**図表4-9**）。このチェックシートは、正規雇用で働くことに対して自信が持てない人、自身のアピールポイントが分からない人に向けて作成されました。自身の経験とチェックシートに記載された能力を照らし合わせることで、自己認識を整理し、

## 図表 4-9　チェックシート

https：//www.mhlw.go.jp/file/06-Seisakujouhou-11800000-Shokugyounoury
okukaihatsukyoku/0000199569.pdf

### エンプロイアビリティチェックシート 総合版
(Employability Check Sheet)
(引用：社会人基礎力、厚生労働省『エンプロイアビリティの判断基準に関する調査研究報告書』2001)

　このワークシートは、いわゆる正規雇用で働くことに対して今一つ自信が持てない方や、自己 PR などに自信がない方の経験を振り返り、若者就職基礎能力（厚生労働省 2004）や社会人基礎力（経済産業省 2006）で示される、企業で雇用され活躍するために必要とされる能力を洗い出し、訴求力のある自己 PR 材料を洗い出すためのシートです。

　若者就職基礎能力や社会人基礎力で示された能力等は以下のとおりです。

| | 職業人意識 | |
|---|---|---|
| 就職基礎能力 | P1：責任感 | 社会の一員として役割の自覚を持っている |
| | P2：向上心・探求心 | 働くことへの関心や意欲を持ちながら進んで課題を見つけ、レベル UP を目指すことができる |
| | P3：職業意識・勤労観 | 職業や勤労に対する広範な見方・考え方を持ち、意欲や態度等で示すことができる |
| 社会人基礎力 | 前に踏み出す力 (アクション) — 一歩前に踏み出し、失敗しても粘り強く取り組む力 | |
| | A1：主体性 | 物事に進んで取り組む力 |
| | A2：働きかけ力 | 他人に働きかけ巻き込む力 |
| | A3：実行力 | 目標を設定し確実に行動する力 |
| | 考え抜く力 (シンキング) — 疑問を持ち、考え抜く力 | |
| | Th1：課題発見力 | 現状を分析し目的や課題を明らかにする力 |
| | Th2：計画力 | 課題の解決に向けたプロセスを明らかにし準備する力 |
| | Th3：創造力 | 新しい価値を生み出す力 |
| | チームで働く力 (チームワーク) — 多様な人々とともに、目標に向けて協力する力 | |
| | Te1：発信力 | 自分の意見をわかりやすく伝える力 |
| | Te2：傾聴力 | 相手の意見を丁寧に聴く力 |
| | Te3：柔軟性 | 意見の違いや立場の違いを理解する力 |
| | Te4：状況把握力 | 自分と周囲の人々や物事との関係性を理解する力 |
| | Te5：規律性 | 社会のルールや人との約束を守る力 |
| | Te6：ストレスコントロール力 | ストレスの発症源に対応する力 |

厚生労働省　平成 29 年度労働者等のキャリア形成における課題に応じたキャリアコンサルティング技法の開発に関する調査・研究事業

＊一部抜粋

自身のアピールポイントを洗い出すことが可能です。

## (7)　偶然性活用スキルテスト

　スタンフォード大学のジョン. D. クランボルツ教授が提唱したキャリア理論「プランド・ハップンスタンス理論」によると「個人のキャリアは、予期しない偶然の出来事によってその8割が形成される」と説いています。クランボルツ教授らの調査によると、成功したビジネスパーソンにヒアリングしたところ、「自分のキャリアは偶然によるところが大きい」と約80％もの人が「偶然」について言及しています。さらに18歳の時に望んでいた仕事に就いている人は、わずか2% に過ぎませんでした。つまり、不確定要素により思い描いていた通りに人生計画が進まないのは全ビジネスパーソンの問題といっても過言ではありません。さらに、変化の激しい現代においては、想定していなかった事態に対応しなければならないことも多く、自分の思い描いた計画通りに進まないケースはこれまで以上に増えていきます。

　ジョン. D. クランボルツ教授が提唱するプランド・ハップンスタンス理論のポイントは、以下の3つです。

1. 個人のキャリアは、その8割は予想できない偶然の出来事によって形成される
2. 偶然の出来事は、本人の努力や主体性によってキャリアアップにつなげることができる
3. 偶然の出来事をただ待つのではなく意図的に偶然の出来事を引き寄せるよう働きかけることが大切である

　プランド・ハップンスタンス理論で提唱されている偶然の出来事をキャリア形成のチャンスにする大事なスタンスは以下の5つです。

1. 好奇心：興味関心のある分野以外にも、視野を広げるよう努めること
2. 持続性：失敗してもあきらめず、努力し続けること
3. 楽観性：何が起きてもよい方向にいくとポジティブに捉えること
4. 柔軟性：こだわりを捨て、常にフレキシブルな姿勢で対応を心がけること
5. 冒険心：結果が不確実でも、リスクを取って行動を起こすこと

　先のことを決めつけずに柔軟な姿勢で臨み、好奇心をもって面白いものと捉え、チャレンジしていくこの姿勢が、キャリア構築のポイントではないかと考えます。20代、30代の間は将来の人生に不確定要素が多くキャリアプランが立てにくい状況でありますが、「こう進まなければ幸せになれない」と決めつけるのではなく、思い通りにいかない予期しない出来事ももしかするとチャンスかもしれないと、柔軟に捉え変化も楽しむスタンスも重要だと教えてくれます。そのスタンスの結果、また新たな道が開けていくかもしれません。好奇心をもって、積極的に偶然をチャンスとして作り出す姿勢で自分らしいキャリアの道を切り拓いていけることが今の時代に合っているとも言えます。

　本ワークは南山大学の浦上教授らがまとめた『偶然活用スキルテスト』を用いて偶発性を活用するスキルについて数値化するものです（**図表4-10**）。以下の「6つの偶然性スキル」についてテストを実施して、自分がどのスキルが得意か苦手か把握できたら、次は得意を伸ばすか、苦手を克服してください。それを自身の転職活動、ひいてはキャリア形成に活用するためにどう実践するのかを、後述するアクションプランにも織り込むとよいでしょう。

・**探索スキル**: 興味の幅を広げたり、興味のあることを探求するスキル
・**継続スキル**: 苦労することや手間のかかることでも、それを持続するためのスキル
・**変化スキル**: 自分の考え方や態度、自分の置かれている環境を、より適応的なもの、より望ましいものへ変化させるスキル
・**楽観スキル**: 結果やプロセスに対してポジティブな見通しをもつスキル
・**開始スキル**: 結果や成果が 不確かな場合でも, 回避せずそれを始めるスキル
・**接合スキル**: 人と人とのつながりを維持するスキル

## ＜方法＞

「偶然を活用できるかどうかを計測する43問」を上記に従って行い、自らの持ち得ている偶発活用スキルを把握してください。足りていないスキルについて、補うのか、強みとなるスキルを活かすのかはケース・バイ・ケースとなりますので、自身の判断で行動につなげてください。

図表 4-10

## 偶然を活用できるかどうかを計測する 43 問

1　自分が興味を持ったものについて、より知識を深めること
2　多少手間のかかることでも、あきらめず続けること
3　知り合いが少ない会に気軽に参加すること
4　身の回りの出来事や自分の体験を組み込んで、現状の知識をさらにひろげること
5　苦労するとわかっていることでも、やり通すと決心すること
6　困難にぶつかったとき、新しい手段や方法を見つけること
7　何かに取りかかる時、「自分次第できっとできる」と考えること
8　「目標を達遂するためなら何度でも挑戦してやる」と心を決めること
9　親密さの程度にかかわりなく、幅広く他者とのつながりを維持すること
10　自分に必要な情報を選択するために、多くの情報を比べること
11　面倒に思っても、途中で物事を投げ出さないこと
12　おかれている状況に自分を合わせなければならない時、自分をコントロールすること
13　困難なことに直面した時、「この出来事には対処することができる」と自分に思わせること
14　うまくいくかどうかわからなくても、とりあえずはじめること
15　あまり親しくない人に、依頼やお願いをすること
16　今の自分の関心にとどまらず、いろいろなものに関心を広げること
17　自分のおかれている状況を変えたい時、その状況にうまく働きかけること
18　現状がうまくいっていない時、「うまくいく方法はいずれ見つかるはずだ」と考えること
19　やりたいことであれば、失敗する可能性があっても挑戦をはじめること
20　嫌なことでも何とかやり遂げること
21　新たな挑戦をする時、「きっといつかは達成できる」と考えること
22　「悩んで動かないよりも、動き始める方が大事だ」と自分に思い込ませること
23　年齢や性別に関わらず、幅広い人間関係を築くこと
24　何の役に立つかわからないことでも、興味を感じたらやってみること
25　困難な状況でも粘り強く取り組むこと
26　物事をうまく進めるために、自分の考え方を変えること
27　自分の後ろ向きの気持ちを前向きに切り替えること
28　立場や考え方の違う人と積極的につながりを持つこと
29　自分がやってみたいことを教えてくれる場所や人を探すこと
30　知り合いの「つて」を使うこと
31　普段のやり方でできない場合、やり方を工夫すること
32　何かを始める時、「失敗するかも…」といった心の緊張をほぐすこと
33　達成できるかどうかわからないことでもチャレンジすること
34　新しい体験ができるチャンスを見つけ、積極的にかかわること
35　思ったようにいかなくとも、何とかしてやり通すこと
36　自分がより成長できる状況を作りだすこと
37　どんな時でも前向きな気持ちを持ち続けること
38　何かをしようとするとき不安に感じることであっても、それに取り組むこと
39　初めて出会った人から、自分が興味をもっている話を聞きだすこと
40　自分がどのようなものに興味や関心を持ちやすいのかを明確にすること
41　問題にぶつかった時、そこから逃げたいという気持ちを抑えること
42　より望ましいと思う環境や場所を見つけたら、今の環境場所にこだわらず、そこに動くこと
43　経験のない新しいことであっても、取り組んでみること

上記の質問について、自分がどう思うかを「7 段階」で採点してください（左記の表に記入）。

1 点：うまくやれないと思う
2 点：たぶんうまくやれないと思う
3 点：どちらかといえば、うまくやれないと思う
4 点：どちらともいえない
5 点：どちらかといえば、うまくやれると思う
6 点：たぶんうまくやれると思う
7 点：うまくやれると思う

＜解釈＞
明確な判断基準はないが、日本人の平均値はいずれも「4.5 ～ 5 点」程度。そのためこの点数を平均で上回れば「一般的な人よりはスキルが高めの傾向がありそう」だと判断できる。

| | 採点 | | | | | | | | 合計 |
|---|---|---|---|---|---|---|---|---|---|
| 探索スキル | 問1 | 問4 | 問10 | 問16 | 問24 | 問29 | 問34 | 問40 | |
| 継続スキル | 問2 | 問5 | 問11 | 問20 | 問25 | 問35 | 問41 | | |
| 変化スキル | 問6 | 問12 | 問17 | 問26 | 問31 | 問36 | 問42 | | |
| 楽観スキル | 問7 | 問13 | 問18 | 問21 | 問27 | 問32 | 問37 | | |
| 開始スキル | 問8 | 問14 | 問19 | 問22 | 問33 | 問38 | 問43 | | |
| 接合スキル | 問3 | 問9 | 問15 | 問23 | 問28 | 問30 | 問39 | | |

# 4-3 | Why を通してキャリアの「核」を構築する
## ―未来に向けたキャリア軸を構築

　4-3 では、先ほど整理した「自分軸」を基にして自らのキャリアの軸を自身で構築していきます。「転職」はあくまで自らが描く理想の未来、世界観を実現するための手段と再認識する意図もあります。

　具体的には自身のライフキャリアにおける価値観の構築、理想の未来のイメージ、理想と現在のギャップの把握、ギャップを埋めるための選択肢の把握などを行っていきます。自分軸がキャリアの土台であれば、キャリア軸はキャリアの骨格と言うこともできます。

### 4-3-1　キャリア軸の理解を深めるワーク

◆キャリア軸
- Mission/Vision/Value をかためていく（キャリアの骨格）
- 理想の未来イメージ（To-Be）と現状（As-Is）とのギャップを把握
- ギャップを埋めるための戦略構築（実現可能性／成長性／希少性）
- Vision から逆算して年齢によるプランを考える

⑴　MVV を理解（自らの想い・未来のイメージ・行動基準をデザインする）

　MVV とはミッション（Mission）、ビジョン（Vision）、バリュー（Value）

の頭文字をとって略称として表現したものです。あまり馴染みがない言葉にはなりますが、端的に言えばミッションは「想い（価値）」、ビジョンは「理想の未来イメージ」、バリューは「想いを持って理想のイメージを実現するために必要な行動基準」と表現することができます。よくキャリア形成について語られる際には「やりたいことをみつけましょう」や「夢を持ちましょう」と言われますが、より具体的にしたものがこのミッション、ビジョン、バリューだと考えてもよいでしょう。つまり、自分自身の人生、キャリアについての「骨格」を先ほど構築した自分軸を元に形成していきます。

　前提条件としてMVVは「自分軸」を把握している状態でないと成り立たないと考えています。どんなに自己啓発本を読んで、心を動かす言葉、夢を字や言葉として表現できたとしても、キャリア形成にとって最も重要な"リソース"である自身の価値をしっかりと把握し、その上で対外的に訴求できなければ、絵に描いた餅になり、実現可能性の確率が低くなるこ

図表 4-11

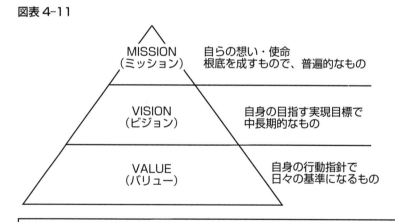

MISSION（ミッション）は「想い（価値）」、VISION（ビジョン）は「理想の未来イメージ」、VALUE（バリュー）は「想いを持って理想のイメージを実現するために必要な行動基準」と表現することができる

とを理解しておくべきです。この MVV ワークを行い、しっかりと骨格として落とし込むことができれば、キャリアにおける様々な意思決定をする際、ひいては転職を「する」「しない」の意思決定をする際に後押しに大きく貢献します。

## ⑵　Mission（Why）の効果を知る

　MVV の概要について説明をしましたが、一番の核は「Mission」になります。この核の部分は「なぜその仕事に取り組んでいるのか？」、「どんな想いで今の仕事をはじめたのか？」、「どんな課題感や使命感を持っているのか？」という本質的な問いに帰結します。この Mission は「Why からはじめよう」と言い換えることもできます。MVV の構築ワークに移る前に、Mission（why）を明確にしておく効果を説明します。

　まず、中世ヨーロッパのとある町の「3 人のレンガ職人」の寓話はご存じでしょうか？　少しだけお付き合いください。

--------------------------------------------------------------------------------

　旅人がある町を歩いていると、汗をたらたらと流しながら、重たいレンガを運んでは積み、運んでは積みを繰り返している 3 人のレンガ職人に出会いました。そこで旅人は「何をしているのですか？」と尋ねました。すると、その 3 人のレンガ職人は次のように答えました。1 人目は、「そんなこと見ればわかるだろう。親方の命令で "レンガ" を積んでいるんだよ。暑くて大変だからもういい加減こりごりだよ」と。2 人目は、「レンガを積んで "壁" を作っているんだ。この仕事は大変だけど、金（カネ）が良いからやっているのさ」と。3 人目は、「レンガを積んで、後世に残る "大聖堂" を造っているんだ。こんな仕事に就けてとても光栄だよ」と答えました。

--------------------------------------------------------------------------------

　３人のレンガ職人は、それぞれ「レンガを積んでいる」という仕事は同じです。仕事の内容や役割が同じなので、賃金もほとんど変わりません。しかし、**"取り組む上での動機"** がまったく違います。働く意識、目的意識が全く違うのです。これがまさに「Mission」であり「Why」になります。１人目は、希望・夢・志などの使命感はまったくありません。言われたからやる。言われなければやらない。ただただ"レンガ"しか見ていません。作業としての仕事、労役としか感じていません。２人目は"お金を稼ぐため"に否応なしに働いている。"壁"しか見えていません。「もっとお金になる仕事はないか」と頭の中はそう思って仕事をしているでしょう。３人目は、「後世に残る歴史的事業に参加して町中の人を笑顔にするため」という志を抱き、明確な目的意識（Mission）を持って働いています。100年以上先に完成する"大聖堂"建設のため、仕事を"使命"と感じています。

　では、仮にこの３人の職業が医療・介護職だった場合について考えてみましょう。もしあなたが患者家族、介護を受ける家族だったとしたら３人のうち誰に頼みたいですか？　答えは明白でしょう。３人目の専門職に依頼をしたいのは、みんな同じでしょう。この話には実は続きがあります。３人の10年後です。

-------------------------------------------------------------------------------------

　*10年後、このレンガ職人はどうなったでしょうか。１人目は、10年前と同じように文句をいいながらレンガを積んでいました。２人目は、レンガ積よりお金の良い仕事に就きましたが、危険を伴う教会の屋根の上で仕事をしていました。３人目は、建築現場の施工管理者として施工を任されるようになり、のちに出来上がった大聖堂には彼の名前が付けられました。*

-------------------------------------------------------------------------------------

　米国の臨床心理学者アルバート・エリスが「ABC理論」を用いてこの

寓話に関する解説をしています。出来事ではなく「捉え方」がその感情を引き起こすというのが「ABC 理論」です。3 人のレンガ職人の話でいえば、3 人の仕事（出来事）は同じです。ただし、その捉え方によって、『親方に言われたからやる仕事⇒「面倒臭いなぁ」という感情』『大聖堂をつくるぞ！使命としての仕事⇒「やりがいあるなぁ」という感情』という全く対極の感情を抱くことになります。興味深いのは、その感情によって「成果・結果」が変わることが多分にあるということです。

　あなたは普段の出来事をどのように捉えていますか？　普段の職場で愚痴や文句が多くなり、業務が作業的で変化がなくワクワクした感情がない場合、働く軸となる Mission（Why）が不明瞭でブレブレか、環境が劣悪（いわゆるブラック）で感情がすさんでしまっている可能性があります。後者の場合は違った意味で環境を変えたほうがいいですが、筆者がキャリアコーチングで多くのクライアントと接する際には前者のケースである場合がほとんどです。多くの知識やスキルを持っていようが、実績を有していようが、こうした**捉え方・考え方**が誤っていると決してキャリアがいい方向にはいかず、成果物も想い描いたようには伴いません。キャリアが迷走を続け、行き当たりばったりの転職を繰り返すことにもなります。

図表4-12

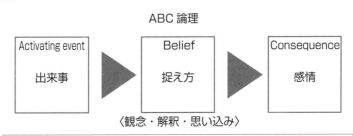

ABC 論理

| Activating event 出来事 | → | Belief 捉え方 | → | Consequence 感情 |

〈観念・解釈・思い込み〉

「職場環境・仕事／職務内容」ではなく「捉え方」によりアウトプット（感情・行動）は変わり、その結果として成果物も変わる

### ⑶　Mission（Why）がキャリア構築の核になる

　先ほどの３人のレンガ職人の話を MVV と絡めて説明しましたがその効果を理解できましたでしょうか。

　話の中でも繰り返しましたが、Why（Mission）がしっかりと構築できている場合、キャリア形成における満足度や幸福度が高いとも言われています。

「自分らしいキャリア形成」

「資格を取得してキャリアアップ」

　キャリア形成の目的に、上記のようなキーワードを据えることはありませんか？　実は、クライアントの要望で最も多いキーワードになります。

図表４-13

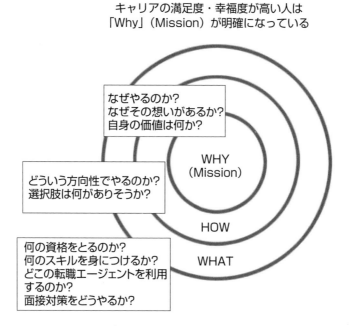

キャリアの満足度・幸福度が高い人は
「Why」（Mission）が明確になっている

なぜやるのか？
なぜその想いがあるか？
自身の価値は何か？

WHY
（Mission）

どういう方向性でやるのか？
選択肢は何がありそうか？

HOW

何の資格をとるのか？
何のスキルを身につけるか？
どこの転職エージェントを利用
するのか？
面接対策をどうやるか？

WHAT

いわゆる、「目的のふりをした、"偽"目的」です。「パッと見、それっぽいところ」が、これらのキーワードの質の悪い点です。こうした"偽"目的を見つけると、「自分らしいキャリア形成をして、何を実現したいのですか？」と問うようにしています。こうした一見"遠回りの"議論を逃げずに行うと、目的を腹落ちさせて、納得感を持ってキャリア形成に向き合うことができます。納得感があるのと無いのとでは、毎朝ベッドから出て通勤するときのスムーズさが断然違います。これを筆者は「Mission からはじまる世界」と呼んでいます。

　この世界を自身の軸として構築することで、**図表4-14**の対比図のような違いが生じます。Mission の構築は時間がかかるかもしれませんが、自身の長いライフキャリアからみると時間対効果は最高だと考えます。以下に示すワークを是非実践してください。

**図表4-14**

| Mission（Why）からはじまらない世界 | Mission（Why）からはじまる世界 |
| --- | --- |

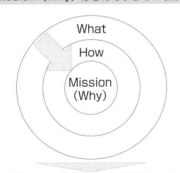

目指す方向性や想いが不明確なため
「手段」が目的化した中で行動する

キャリアが迷走し漠然とした不安が消えない
目の前の仕事をこなすだけのキャリア構築
転職が行き当たりばったり

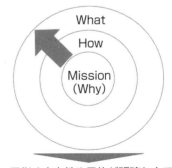

目指す方向性や目的が明確な中で
「手段」を選択することができる

納得感のいくキャリアを歩める
逆算でキャリア構築を考えることができる
転職を手段として効果的に活用

図表４-15

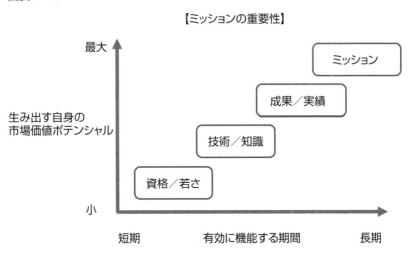

【ミッションの重要性】

## ⑷　MVV 構築ワーク

### ・MISSION（ミッション）をつくる基準

　ミッションとは、自分自身が仕事を通して社会にどのように貢献するか、社会で実現したいことは何か、を言語化したものです。社会、業界、組織における自分自身の希少性や存在意義を明確にし、長期的な指針にすべきものになります。ミッションを定めることは資格や若さ、技術や知識、成果や実績よりも自身の価値を最大化し、長期にわたってキャリアを歩む武器として機能するために有効となります。

　Ｑミッションを構築する上での質問例：

　「あなたの（仕事を通して）実現したい想い、又は使命感をもって解決したいことは何ですか？」（３つ程度書き出す）

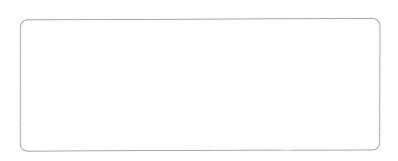

・VISION（ビジョン）の基準（いつまでに何を行うか？：キャリアにおける道筋）

　ビジョンとは自らの意志を投影した未来像のことであり、自分自身が心の底から実現したい願いについて考えることを意味します。長期的な視点で「自ら実現したいこと、社会に貢献したいこと」などの自分の存在意義を掲げるのがミッション。ミッションの強力な実現に向け、なるべく具体的に実現したい未来像になるように落とし込み、磨き上げていくものがビジョンになります。ビジョンを明確にすると、自分がどこに向かうかという目標がはっきりと定まります。結果として、迷いが減り決断のスピードが速くなり、ビジョンからの距離を逆算する視点を持つと、決断の質も高まります。

　Q ビジョンを構築する上での質問例：

　　「あなたが（仕事を通して）心の底から実現したいと願う未来は？」（3つ程度書き出す）

## ・VALUE（バリュー）の基準（キャリア形成におけるハンドル）

　バリューとは個人の取り組みにおいて優先すべき価値基準を指します。個々人の想いを言語化したミッションがベースにあり、それを基にした数年先までの未来像を描くビジョンがあります。一方で、バリューは現在の状態（As-Is）から在るべき姿（To-Be）のギャップを埋めていくための戦略や戦術を実行するに当たって、日々の「行動ルール（価値基準)」を策定したものになります。バリューは、日々の業務で迷ったときに照らし合わせて行動選択ができるようにします。

　Ｑバリューを構築する上での質問例：

　「あなたがミッション、ビジョンを実現するために優先して取り組むべき価値基準・行動規範は何ですか？」（３つ程度書き出す）

　このような形で、ミッション、ビジョン、バリューについて時間をかけ

て定めていくことはキャリアデザイン構築では重要な軸となります。ただし、20代の「量をこなす」時期においては、まだまだ方向性や在りたい姿（Vision）が定かではないことが往々にしてあります。この時期では焦って定める必要はなく、20代後半から30代に向けて、自分が専門職として、何を成し遂げたいか、どのような想いがあるか、意思決定をする上での基準は何か、などと常に向き合っておく必要があります。インスタントに情報にとびつくことや、インフルエンサーの情報を鵜呑みにすること、セミナーに参加したりオンラインサロンに所属することで満足感を得ることがすべて悪いことではありません。しかし、MVV のような「土台」がしっかりしている人とそうでない人では、その後の成長速度、成長曲線が大きく変わります。そのため、時間はかかってしんどいかもしれませんが、この点だけでも是非実践してほしいと思います。

　図表4-16 に示すように、Mission や Vision は Value を実現するための大きな支えになります。この支えがないと、Vison がブレブレになってしまうことがあります。この MVV に「自己理解・現状認識」を含めたこの4つの要素を定めておくことは、いわゆる「オセロの四つ角」のような効果をもたらします。困った時・悩んだ時に立ち返り迷走しない、大きな意思決定をする上で即座に意思決定できるなど、キャリアの軸として大きく機能することは間違いありません。

## ⑸　VISION とのギャップを把握する

　先ほどの MVV ワークで書いた「Vision」「現状」についてもう少し深掘りをして、転職という選択をする上でアクションに繋げていきます。図表4-17 に示す To-Be が「Vision」、As-Is が「現状」という位置づけと考え、目指す形から現在の状態とのギャップを見える化します。この時に「10年後、5年後、3年後、1年後」と抽象的でも構わないので自分の理想

図表 4-16　キャリアの "四隅"

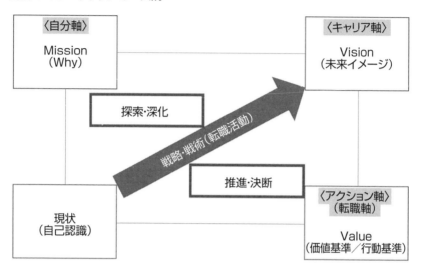

な状態を描けるとなおよいです。また Task（課題）については、自分で解決できるものかそうでないものかに分けて考える必要があります。これを「定数」（自分で変えられないもの）と「変数」（自分で変えられるもの）という言い方もできますが、キャリアを歩む上では「変数」に焦点をあてるという点が重要です。自分ではどうしようもない点（定数）にストレスを感じるのは非常にもったいないです（これが多いと転職可能性が高まることは次の「転職軸ワーク」で見える化する）。そして課題が整理できた後に「それが今の職場、今の働き方で果たして実現可能かどうか」、「その課題に取り組んだ先に自己成長が待っていそうか」、「そもそもその課題を取り組むことで自らの市場価値は高まりそうか」という点に関しても解像度を上げていくとよいです。それらを踏まえた上で「どこで、何をして、いつまでに、動いていけばいいか」、「どうやったら実現に向かいそうか」というアクション（行動・戦略）を考えていきます。そのアクションの先

図表4-17

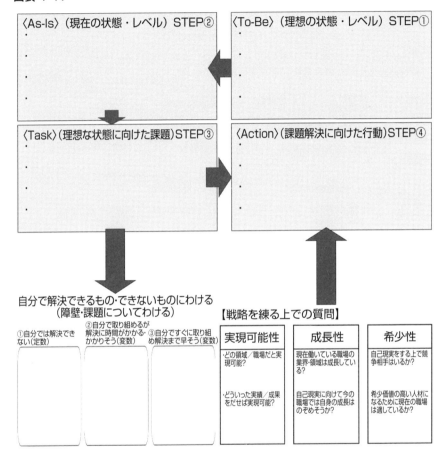

に「転職活動」という手段を用いることが昨今は増えてきています。

## (6)　アクションを「年齢」や「各種理論・モデル」から考える

　アクションの中で「転職」という選択肢をとることは、現代としては当たり前になってきています。ただし、たとえトレンドであったとしても、

## 図表4-18　キャリア形成をする上で考える様々な視点

| 時間 | 3〜5年 1万時間① | 3〜5年 1万時間② | 3〜5年 1万時間③ | 3〜5年 1万時間④ | ・・・・・・・・ |
|---|---|---|---|---|---|

| 年齢 | 20代:バイタリティ(V) | 30代:スペシャリティ(S) | 40代:オリジナリティ(O) | 50代以降:パーソナリティ(P) |
|---|---|---|---|---|
| | 思考錯誤し量をこなす時期 | 自身の専門性を確立する時期 | 積み上げた専門性を掛け合わせ新たな価値を模索し生み出す時期 | 積み上げた実績を元に個人の人間性・繋がりで仕事をする時期 |

| 転職 | | 転職検討タイミング① | キャリアアンカー(キャリア軸)形成 | 転職検討タイミング② | | 人材市場における価値の境界線 | 転職検討タイミング③ | | 転職検討タイミング④ | | |
|---|---|---|---|---|---|---|---|---|---|---|---|
| 卒業 | | 27-28歳 | | 32-33歳 | 35歳 | | 40歳 | 45歳 | 50歳 | | 60歳 |

| 理論 |
|---|

- キャリアの軸や方向性について試行錯誤の時期
- キャリアの軸に従って自らの専門性/方向性を定めはじめる（20代後半〜30代前半）
- QLC(クオーターライフクライシス)キャリア×ライフにおけるイベント・意思決定場面が多く悩み深い（20代半ば〜30代半ば）
- マネージャーキャリアか臨床現場キャリアかが大枠決まる
- セカンドキャリアに向けて学び直しや、実績を元にしたセカンドキャリアについて模索する時期
- これまでの実績を元にリファラルでの転職打診、外部の役職打診がくる

| 副業(越境学習) | 様々な経験を積む意図 | 専門性を活かす意図 | 新しい可能性を模索する意図 | 経験・繋がりを活かす意図 |
|---|---|---|---|---|

MVVのワークや自分軸構築時に整理したように、目的が不明瞭である場合には流れに単純に乗ればいいという話でもありません。転職活動でアクションをする上で忘れられがちな要素に「年齢」があります。世間一般には〝キャリアに年齢は関係ない〟と言われることがありますが、それは起業することや、既存の職場内でチャレンジすることを指しており、新しい環境へ飛び込む上ではやはり年齢は壁になることが往々にしてあります。

第3章でも示した**図表4-18**「キャリア形成をする上で考える様々な視点」は様々な理論を加味して時間軸で整理したものですが、重要な要素として「時間」「年齢」「理論」「越境学習（副業）」を挙げています。あくまでも最大公約数的な考えであり、個別最適（個々のベスト）ではないので参考程度にしてほしいのですが、主に〝どのタイミングで何をするのがベターか〟という傾向が分かります。

まず、時間については、「1万時間の法則」というものがあります。これはキャリアで有名な藤原和博先生も仰っていますが、がむしゃらに頑張

れば3年で1万時間になり、1つの専門性が確立すると言われています。この視点で自分の専門性を1つに留まらずにどんどん増やしていき能力拡張（ポリバレント）することは市場価値という点でも大有りです。

　次に、「年齢」ですが、先に示したようにその年齢により求められている役割は異なる場合が多いです。一般的には、転職タイミングは図で示しているように27-28歳、32-33歳、40歳など周期的に訪れます。この周期は先ほどの1万時間の法則だけでなく、キャリアの各種理論的な点からも説明がつきます。卒業から20代前半は悩みながらも自らの専門性・方向性を決め、20代後半〜30代前半では軸を形成し、32-33歳では軸を起点に専門性を確立していき、実績を積み、40代以降に向けて学び直しをします。こうした起点はキャリアの年齢的役割が変わるタイミングでもあり、そのタイミングで転職や副業をする人も増えてきています。転職で新しいチャレンジをするでもいいし、副業で可能性を探った上で転職を考えてもいい。このあたりの選択の幅が広がってきたことは自分軸が構築された人にとってみればキャリア形成の上で、非常ポジティブに働きます。逆に自分軸があいまいの場合はいろいろな選択肢が広がることは不安要素でしかなくなります。

　以下のワークは「年齢」についてフォーカスし、年齢により実現したいワークを①どうなっていたいか？②なりたい状態への予測できる課題について、現時点で考え得る範囲で記入してください。理想の未来イメージからの逆算をして、各年代で取り組んでおくべきことを自分なりに整理しておいてください。

## 図表 4-19

| 現在の年齢（　　） | 20代 | 30代 | 40代 | 50代 | 60代 |
|---|---|---|---|---|---|
| ①どうなっていたいか?<br>(在りたい姿)(立場／年収<br>／仕事内容／働き方など) | | | | | |
| ②なりたい状態への予測<br>される課題 (環境／能力<br>／仕事内容／働き方／年<br>代課題など) | | | | | |
| 今の時点で取り組むべき<br>アクション (今の年齢の<br>み埋めていけば OK) | | | | | |
| 在りたい状態に向けて今<br>後各年代で取り組むべき<br>アクション | | | | | |

# 4-4 "転職軸"の理解を深めるワーク
## ―転職の軸を把握する

> ◆転職軸
> ・キャリアの棚卸：①タグ付け整理ワーク／② STAR ワーク
> ・優先度把握ワーク：転職優先度構築ワーク
> ・転職スコアの把握：転職可能性の把握テスト

　現在の「自分の軸」を固めたら、続いては本書のテーマでもある「転職軸」について整理していきます。繰り返しになりますが、転職はあくまで自身の思い描く理想の人生（または「なりたくない人生にならないため」）に至る上で"今の職場がそれらを実現するに適しているか"、"理想をかなえるマッチした職場は他にあるかどうか"を判断し、転職活動を通して「残るか」「移るか」の意思決定した結果にしか過ぎません。第3章で説明した自身の市場価値を正しく客観的に理解するためにも、転職をする過程である「転職活動」をすることは重要になります。最終的に転職に至らなかった場合でも、「意外に全然評価が高くない」、「具体的に○○という武器をのばせばもっと評価が高まりそう」、「やはり○○という課題を克服しないと厳しそう」など、市場から得たフィードバック（評価）によって、その後の仕事への向き合い方、取り組み方が変わります。そのため転職はせずとも、転職活動はほぼ全員におススメします。

　転職活動をする上で必要な転職軸は、具体的に **3-3** で取り組んだ「自分軸（自己理解）とのマッチ度」に加え、「自身のライフキャリアにおける優先度」、「不満やコントロール度合い」などの要素が絡み合って構成されま

す。それらを見える化することにより、転職軸を固めていってください。

　下記に紹介するワークは、そんな転職活動時に用いる「職務経歴書」を記載する際にも直接的に活用することができます。是非ともワークやテストに取り組んでいただき、転職活動に活かしてください。

## (1)　キャリアの棚卸：①タグ付け整理

　「転職2.0」の著者、村上臣氏は、転職に向けて自分自身を「タグ付け」することを推奨しています。これは、「自分はどんなキーワードで他人に見つけてもらえるのか？」を考えるもので、キャリアでチャンスを得るために、いろいろな選択肢を呼び込む必要があります。自分自身にタグを付けて見つけてもらえるように意識して発信していくことが大事です。SNSなどを使ってもいいですし、周囲の人に自分のやりたいことを話すなどのアナログな方法でもかまいません。

　要は、自分が次にどんな仕事をやりたいのかを、他人の記憶に残していくことです。例えば、新しいプロジェクトが立ち上がった時、「そういえば、○○ってこれやりたいって言っていたよね」と思い出してもらえるかどうかが、偶然の出会いやチャンスにつながると思います。

### <方法>

　図表4-20 のような形で、「時期」、「所属」といった基本情報、「業界／業種」、「役職／職務内容」、「実績」、「スキル」、「経験」、「コンピテンシー」といったタグ、「得られた成長」、「感じた課題」といった自己評価（振り返り）の項目について、自身のこれまでを振り返って記載する。（＊エクセルやスプレッドシートで実施してみてください！）

図表 4-20

| 自身のタグ | | | | | |
|---|---|---|---|---|---|
| 業界/業種 | 役職/職務内容 | 実績 | スキル | 経験 | コンピテンシー |
| | | | | | |
| | | | | | |
| | | | | | |

## ・基本情報

「時期」：役職・職務を担った時期を中心に分けて記載。

「所属」：所属病院・企業だけでなく部署を記載できるとよい。

## ・自身のタグ

「業界・業種」：多くの人は公的保険内の医療、介護、福祉のいずれかの
領域で働いているが、ヘルスケア、IT などの分け方もできる。

「役職／職務内容」：臨床現場、現場リーダー、主任など自らの職務にあ
たる部分。

「実績」：具体的な取組み、成果。例えば業務効率を図るためにシステム
導入を進め●%業務改善した、新人教育マニュアルを作成し業
務へのスムーズな導入を進めることができた、などが挙げられ
る。また、学会発表や論文なども実績として挙げられる。他に

　　　　も、携わった委員会での実績などもここに入る（例：医療安全
　　　　委員会で転倒に関する院内報告をした等）。

「スキル」：専門スキルだけでなく、これまでのキャリアで身につけてき
　　　　ているスキル。例えば、専門職でPCスキル（エクセルやWEB
　　　　デザインなど）を持っている場合も、タイミングによってはキャ
　　　　リアに大きく活きる可能性はある。

「経験」：病棟経験から社内プロジェクト、副業の経験から組織マネジメ
　　　　ント経験まで自らのキャリアで経験したことを挙げていく。

「コンピテンシー」：高業績者の重要行動特性として自らが持ち得ている
　　　　能力。こちらの参考例については以下に従って判断するとよい。

---

## コンピテンシー例

- 自己認知能力　　　・業務遂行力
- 第一印象度　　　　・プレゼンテーション力
- 戦略志向　　　　　・素直さ
- 目標達成への執着（コミット力）・チャレンジ精神
- 情報収集力　・情報整理力　・情報加工力
- 組織力　・チームワーク　・指示・統率力

---

・自己評価（主観でOK）

「得られた成長」：この時期にこの役職／職務内容で得られた経験・実績
　　　　に紐づき得られた成長について自身の振り返りを兼ねて記載。

「感じた課題」：成長とは逆に、取り組む中で顕在化した課題についても
　　　　記載（この課題に向き合い、後にどのような成長に繋がったの
　　　　かを見る指標にもなる）。

## (2) キャリアの棚卸：② STAR ワーク

　次に紹介するのは「STAR」を用いて、自身の人的資本の棚卸をするワークです。上記の「タグ付けワーク」でキャリアに活きる主要項目の整理をしましたが、STAR はそれらをまとめ、ストーリーを作り、いかに自身の価値を対外的に伝えられるかという点で役に立ちます。

### ・STAR で抑えるべき 3 つのポイント

① 振り返りの促進

　　自分自身のキャリアの振り返りに役立つ。

② 自己理解の促進

　　キャリアアドバイザーが自分自身を知っていただく上で有効。

③ 面接対策

　　面接の自身の事前整理にもなる。

　STAR とは、「Situation：状況」、「Task：課題」、「Action：行動」、「Result：結果」の頭文字をとって表したフレームワークのことを指します。この要素で振り返ることで、上記の 3 点が促進されていきます。状況から結果までストーリーで書け、情報が整理されているので理路整然と相手にも説明することもでき、貢献・成果が伝わりやすくなります。

### <方法>

### ・用語の理解

### ○S：状況（Situation）

　置かれていた状況、課題、背景等を整理して、ストーリーの舞台を決める。

　　例えば、訪問看護の立ち上げに新規から参画したが、ふたを開けてみたら採用がうまくいっておらず人員が決まっていない、請求・記録ソフ

トなどのインフラが明確になっていない。etc

## ○T：課題（Task）

状況に対する自身の役割、ミッションを整理する。

　例えば、訪問看護の立ち上げをマネジャーとして、採用戦略や予算の明確化、ソフト選定の比較、開設までのスケジュール調整等を行う必要がある。etc

## ○A：行動（Action）

課題に対して、どのように取り組んだかを整理する。

　例えば、採用戦略の明確化は、現行の運用上実施している施策・かかっているコストの確認、SNS運用など無償でできる施策の実施、開設までの人員を確保するために複数のシナリオを描き、その上で必要な予算を算出。ソフトの選定については、事業所に必要な機能を洗い出し、マッチするソフト会社へ相見積りを依頼。その上で複数ソフト会社から操作案内をうけて、コスト面・機能面・操作面から選定。それらを含め開設までの間にスタッフを教育するためのスケジュールを設計。

## ○R：結果（Result）

行動に対する成果を整理する。

　一番分かりやすい指標として定量的なものがあるとよい。顧客に対してどのような効果があったかや、評価、フィードバックを得られたかなども情報としてあるとよい。

　例えば、開設２か月前まで人員が足らず、ソフトの選定、指定申請書類の申請含め開設までのスケジュールがない中で、看護師をコストをかけずに２名確保し、ソフト選定も予算内に収め、無事スケジュール通りに開設。開設前から●件／日、連携（営業）活動を居宅支援事業所に出向き、初月から●名利用者を確保し、●か月で損益分岐点を超えることができた。結果的に予算達成を●か月前倒しできた。

図表4-21

| 取組み | 状況 | 課題 | 行動・打ち手 | 結果・成果 |
|---|---|---|---|---|
|  |  |  |  |  |
|  |  |  |  |  |
|  |  |  |  |  |
|  |  |  |  |  |

*ポイント：あくまで「市場価値」を意識する

　企業が知りたいのは社内評価ではなく「あなた個人で、どれだけ貢献できるのか」という点です。実績を華々しく見せるため、社内での成果や資格取得を書く人は多いと思いますが、あくまで「企業看板の無い自分」に対する評価を意識してください。整理すべきは、結果のスゴさではなく「どういう状況で、どんなタスクがある中で、どんな行動をして目標達成をしたのか？」というプロセス部分です。取り組んだ職務の大小より「"自分"が実行したアクションの思考過程」を書き込むのが鉄則です。あくまで個人としての取組みを訴求するのが大事です。

　こういったSTARで整理した上で職務経歴書を書くことで、主観だけでなく、客観的な視点も交えてキャリアを棚卸することができます。転職活動を考えていない方も自身を振り返る意味で是非一度行ってみるといいでしょう。

図表 4-22

| 主な項目 | 優先順位 | 詳細・理由 |
|---|---|---|
| ①年収（収入） | | |
| ②ネームバリューのある病院・企業 | | |
| ③スキルアップ・希少経験 | | |
| ④ワークライフバランス | | |
| ⑤働き方の柔軟性（副業許可など） | | |
| ⑥やりがい・自己実現 | | |
| ⑦福利厚生の豊富さ | | |
| ⑧職種・職務内容 | | |
| ⑨職場雰囲気<br>（一緒に働く人・人間関係・変化対応など） | | |
| ⑩過去実績・経験とのシナジー | | |

## (3)　優先度把握ワーク：転職優先度構築ワーク

　転職軸を構築する上では「今回転職をする上で何の優先度を高くするか」という視点は重要です。ただし、これは年齢による役割変化や結婚や出産、ローンを組んでマイホームを買ったなどの生活スタイルの変化により都度優先度は変わります。そのため、転職活動をするタイミング毎で見直しをすることをおススメします。

### ＜方法＞

　上記の**図表 4-22** は 10 の項目をその優先順位を入れ、どんな理由でその順位づけをしたのかを自身の中で整理をするために詳細・理由の欄を設けています。転職活動としては上位 3 番目の優先度までをピックアップし、転職先を絞っていく過程でその 3 点を中心に取捨選択がしやすくなります。また転職エージェントを活用する場合にも、自身の転職軸への解像度

図表 4-23

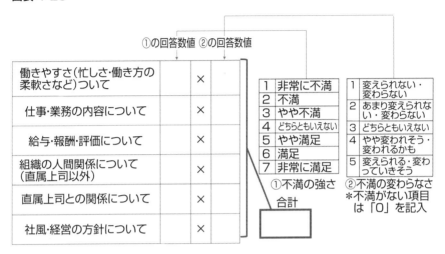

が高まるためエージェントとのコミュニケーションが円滑になり、さらに
エージェントにとっても転職候補先への条件確認のための質問をする際に
具体性が増すため、双方にとってメリットになります。是非とも転職活動
をする度に整理してみてください。

## (4) 転職スコアの把握：転職可能性の把握テスト

　図表 4-23 は、立教大学の中原教授らが考案した「職場の不満レベル」
を抽出する簡単なテストですが、自分の合計点が 85 点以下か、あるいは
85 点以上かということは、自分の状態を客観的に把握するための 1 つの
ヒントになります。合計点が 85 点以上の人は、一般的な水準でも離職意
向が高めであることが判明しています。これは自身の転職軸（現職場への
離職意向）となり得ます。余談ではありますが、部下を持っている場合、
人事考課の際にこちらのテストを部下に実施してもらい離職意向の程度を
把握することもできるでしょう。

## ＜方法＞

　６つの項目について、その「①不満の強さ」を評価し（7点満点）、それに「②その不満の変わらなさ」の点数（5点満点）を掛けたうえ、全項目の数値を足すことで不満レベルを把握することができます。

# 第5章

## 転職に向けた
## 具体的な実践方法

―"転職活動"を通してキャリアの健康診断を―

# 5-1 | 転職活動①　転職をする上での全体観・原理原則を理解する

　転職活動は、準備から内定までに3〜6か月程度の期間が必要です。転職活動がうまく進まなかったり、複数回の面接があったりする場合、応募から面接、内定・退職に関しては、2〜3か月かかるケースもあります。すぐに新しい仕事が決まるわけではないため、余裕をもったスケジュールを立てることが大切です。事前準備や書類作成に関しては新卒入社の時と同じような流れですが、転職の場合は退職手続きや引き継ぎなど、新しくやることもあります。事務手続きや備品の返却などを忘れずに対応し、円満退社を目指しましょう。

　以下では、転職活動の「前提」である3つの軸（自分軸・キャリア軸・転職軸）構築後にどういったことを進めていけばいいのかを説明していきます。原理原則となる部分も多いため是非読み進めてください。

## 5-1-1　転職活動をする上で手段を網羅する：転職応募のパターン

### ⑴　直接応募パターン

　直接応募とは、エージェントや転職サイトを介さずに企業の採用ページから直接応募する方法です。直接応募のメリットは、自分のタイミングで応募ができることです。その一方で、デメリットとしては転職活動の負担が大きいということが挙げられます。例えば、選考対策、応募するポジションの決定、年収交渉や入社日交渉を自分自身で行わなければなりません。また、求人が必ず掲載されているとは限らないため、転職期間は長期戦に

なると考えておいたほうがよいでしょう。入社したい企業が決まっている人、転職を急いでいない人にはおススメの方法です。

　○メリット：

　　志望企業に対して熱意が伝わる。

　　独自の求人も掲載している。

　○デメリット：

　　時期によっては求人がない場合もある。

　　応募や日程調整などを自分で行う必要がある。

## (2)　エージェント経由の応募パターン

　転職エージェントは、転職活動の事前準備から内定・退職手続きまで、すべてフォローしてくれます。また、企業情報も豊富に保有しているため、その他のサービスを利用するよりも、転職に役立つ詳しい情報を入手できるでしょう。他のサービスでは取り扱っていない「非公開求人」があることも魅力です。しかしながら、転職エージェントによっては、希望する仕事の求人を取り扱っていないケースもあります。転職エージェントごとに強みや特徴が大きく異なるためです。また、1人で何人もの転職者を担当しているキャリアアドバイザーの場合、対応が雑に感じられる可能性もあるでしょう。転職エージェントは、「初めての転職活動でノウハウが分からない」、「忙しいのでサポートを受けながら転職活動したい」という人におススメです。

　○メリット：

　　適性に合った求人を紹介してくれる。

　　面接対策や条件交渉なども対応している。

　○デメリット：

　　希望する仕事の求人を取り扱っていない可能性がある。

担当者によっては対応がよくない。

## (3)　ダイレクトスカウト応募パターン

　ビズリーチ等の転職データベースに登録すると、企業側からスカウトを受ける場合があります。この企業からのスカウト経由で応募とする方法をダイレクトスカウト応募といいます。

　ダイレクトスカウト応募では、企業によっては書類選考が無いなど特別な選考フローで進められる可能性があります。ただし、エージェント経由でも同じように特別な選考フローで進められることもあるので、企業によっては大きなメリットにはならないかもしれません。

　デメリットとしては、直接応募と同じように選考対策や年収交渉などを自分で行う必要があり、転職活動の負担が大きいことが挙げられます。

　スカウト・ヘッドハンティング型サービスは、サイトに経歴やスキル、保有資格などを登録しておくことで、登録者に興味を持った企業からスカウトを受けられるサービスです。転職サイトのように、自ら求人を探す手間はありません。また、スカウトを待っているだけで求人紹介を受けられるため、転職エージェントよりも気軽に利用しやすいでしょう。

　○メリット：

　　スカウトを待つだけのため、仕事をしながら転職活動できる。

　　「非公開求人」「面接確約求人」なども取り扱っている。

　○デメリット

　　経歴やスキルによっては、スカウトが少ない。

　　希望求人とはかけ離れたスカウトが届くケースもある。

　　書類選考のない「面接確約求人」や人気の高い求人になっている「非公開求人」を取り扱っているものの、スカウトがこなければ転職活動を進められません。

スカウト・ヘッドハンティング型サービスは、自分のスキルを活かして転職したい人、好条件の求人を探している人におススメです。

## (4)　転職情報サイト

転職情報サイトは、様々な企業の求人情報が集まっているサービスです。サイト上で希望する条件を絞り込み、自分で応募して転職活動を進められます。転職情報サイトは、手軽に転職活動ができるメリットがあるものの、転職に関するあらゆることを自分1人で対応しなければなりません。そのため、「マイペースに転職活動を進めたい」、「条件の良い企業を見つけたら応募したい」という人におススメです。

　○メリット：

　　ネット環境があればいつでも転職活動できる。

　　様々な求人の中から自分に合った仕事を選べる。

　○デメリット：

　　企業とのやり取りや日程調整など、すべて自分1人で行う。

　　求人の数が多すぎて選びづらい可能性もある。

## (5)　リファラル応募パターン

リファラルとは、企業に所属する社員の方の紹介で応募する方法です。社員紹介では、書類選考のハードルが少し下がる傾向があります。また、企業研究やその社員のポジションによっては面接対策なども進めやすいかと思います。知り合いからの仕事紹介は、転職活動をスムーズに進められ採用される可能性も高いです。また、自分をよく知る人からの紹介であれば、入社後のミスマッチも少ないことが期待できます。デメリットとしては、転職活動の負担がやや大きいことが挙げられます。知人に遠慮してしまい待遇交渉しづらかったり、紹介だと辞めづらいと感じたり、人によっ

てはデメリットを感じる部分もあるでしょう。早く新しい職場を見つけたい人、仕事を紹介してくれそうな知人がいる人におススメです。

〇メリット：

　転職活動の手間がかからない。

　採用される可能性が高い。

〇デメリット：

　条件交渉をしづらい。

　会社を辞めづらい。


## (6)　転職フェア

　転職フェアとは、様々な企業が会場にて、自社の説明会を行うイベントです。各企業ごとにブースがあり、人事担当者や社員から直接話を聞けるため、転職活動に活かせる情報を得られます。転職フェアの種類によっては、キャリアアドバイザーによる無料相談や無料セミナー、履歴書用の写真撮影などもあります。しかしながら、大規模な転職フェアの場合、非常に混雑しており、有益な情報を得られない可能性もあるでしょう。いち早く転職に役立つ情報を入手したい人や希望する会社の人に会ってみたい人は、転職フェアがおススメです。

〇メリット：

　希望する企業の社員と直接話せる。

　企業の詳細な情報を把握できる。

〇デメリット：

　転職フェアによっては、参加者が多く思っている以上に話を聞けない。

　転職フェアの会場まで通わなければならない。

## (7)　SNS経由

　SNS経由とは、病院や企業の人事担当アカウント、公式アカウント経由で応募する形であり、TwitterやFacebook、インスタグラムなどが接点となり最近増えている形です。会社や個人に対してフォローすることで、日々発信される内容に対して興味・関心が強くなり"ファン化"していき、結果応募に至るというプロセスを経ることが多いです。メリットとしては、日々の接点が多くあり企業の裏側、人となりを理解した上でエントリーができる点で、デメリットとしては企業側としては"本音"で語っているようで建て前であることも多く、全てを見せているわけではないため、発信される情報を鵜呑みにしてしまわないように注意が必要です。またファン化していることもあるため、転職後に実態とのギャップに驚く可能性もあります。客観的に見ることができる視点を持つことが重要です。

　〇メリット：
　　希望する企業の情報収集ができる。
　　担当とやりとりができる可能性がある（コメントやDMで）。
　〇デメリット：
　　本音ベースで語っていることも建て前であることが多い。
　　ファン化しているため、転職後に実情を知りギャップが大きくなる可能性がある。

## 5-1-2　全体観を捉えるための情報収集の手順：業界・企業分析

## (1)　転職活動の全体観を把握する

　転職活動初心者の場合、いろいろと検索して自ら進めることはもちろんよいのですが、一度「転職エージェントに登録」し、客観的に自身の評価（市場価値）を聞いてみることをおススメします。エージェントの実力に

もよりますが、自分軸・キャリア軸・転職軸を準備してエージェント側に要望を伝え、それが市場の評価とどの程度一致するかを知るよい機会となります。転職エージェントの構造については上記した通りであり、無料で登録できます。ただし、デメリットにも記載してあるようにエージェント側が保有している案件（病院・企業）に“押し込まれる”可能性もあるため、提案された案件を鵜呑みにすることなく自身でも病院・企業分析することが必要です。方法としては、エージェントに進められた法人を「転職サイトで検索して情報収集」するようにしてください。エージェントから進められた求人内容よりもさらに良い条件がある可能性があります。

　もう１点、転職はインターネットの情報、エージェントからの情報、あるいは見学時の“良い面”だけを見て判断してしまいがちですが、実際に働いている“中の人”からの情報収集をすることも重要になります。その際にSNSを利用して情報収集をしたり、口コミサイトを活用して包括的に判断する材料をそろえることが大事になります。注意点としては、SNSや口コミサイトではネガティブな情報もありそちらに引っ張られすぎないように、冷静な判断が必要です。例えば病院から病院、介護施設から介護施設といった同じ業界内や職種での転職活動はもちろん、特に異業種で新しい職種にチャレンジする場合の転職活動では、このあたりをしっかりキャッチアップできているかどうかが、転職後のパフォーマンスやアンマッチを防ぐためにも重要です。

## ⑵　転職活動をする上で先におさえておきたい５つのポイント
・転職軸・キャリア軸・自分軸の形成を前提に目的を明確にする

　転職活動をする大枠の目的は大きく以下の２点に集約されると思います。「今いる職場は未来イメージに向かって自己成長をする上で適正かどうかを客観的に知る」、「転職により今感じている課題が改善できそうか、

現在の職場で改善可能性があるかを知る」この２点を転職軸・キャリア軸・自分軸の３つの軸を通して問い続けることが転職活動をする上でのブレない核になります。

## ・大手のおススメの２、３社のエージェントに登録をする

　医療・介護業界内で転職を考えている場合は業界特化のエージェント、異業界／異職種にチャレンジをしたい場合は大手キャリア会社が運営しているエージェントに登録をすることをおススメします。あまり多くの会社に登録をしてしまうと管理ややりとりが煩雑になるため、２、３社の登録がよいでしょう。大手を選択する理由としては、案件保有数が大きい、転職ノウハウが充実している、エージェントのレベルが標準化していることが挙げられます。他方、最近では医療従事者が独立して「医療職の異業界・異業種」のチャレンジを後押しするエージェント会社も出てきています。異業界・異職種にチャレンジする際には「情報がなく」不安も大きいため、同じ医療従事者が運営し気持ちを汲み取りながらサポートしてもらうことで安心感は得られるでしょう。

## ・紹介を受けた病院・企業を転職サイトで確認しマッチしているかセルフチェック

　転職エージェントに登録し、自分の３つの軸を中心に自己開示をしていくとエージェントからマッチしているであろう複数の病院・企業の紹介がされます。ただし、ここで理解しておくべきは紹介された案件よりも良い求人がその病院・企業が出している可能性もあります。そのため、転職サイトでその企業の案件がないかどうか、あるいは求人条件がエージェントから言われているものと一致しているか、など自分の目で確かめるひと手間は重要です。その上で、転職軸やキャリア軸を中心に「自らの条件に見

合っているか？」という自らの要望とマッチしているかを確かめたり、「企業や病院が求める人物像に自らがマッチしているかどうか？」という企業の要望に自身がマッチしそうかを確認しましょう。

　一方、まだ経験が浅く、自分軸が未形成でキャリア軸、転職軸も不完全な場合で、企業の目ぼしがつかない、しっくりこない、だけど「環境をかえたい」と思う場合、自らの転職軸やマッチするフェーズを見直しつつ保険内・保険外の安定企業か、成長領域の企業に飛び込んでみるのも1つです。こうして提案をされたり、自ら調べたりして進めていきますが同時並行では「3-5社」がベターとなります。重要な点は、キャリア軸・転職軸に照らし合わせてマッチした病院・企業があるかどうか、マッチしない場合はそもそも転職が必要かどうかを再度見直し、それでも必要と感じた場合は成長領域の企業か大手の安定領域を軸に転職活動を進めてみるとよいでしょう。

### ・医療・介護職は「臨床現場で働くことがすべてではない」ことを自覚する

　医療・介護職は基本的には労働集約型の働き方をしますが、そもそもその働き方にマッチしていない可能性もあります。そもそも多くの医療・介護職は18歳の時に将来の職業選択をし、国家資格取得後に病院や介護施設に現場職として就職をするというのが既定路線です。ただし、現在は国家資格取得後にそのまま医療関連企業や、ヘルスケア系の企業に就職する人も増えてきています。働いた後で「自分は臨床現場に向いていないかもしれない（あるいはもっと違った形で現場に貢献したいなど）」と思うことは自然なことで、大学院に進学して研究者に転職する人や、医療関連・ヘルスケア系民間企業に転職する人、そもそも業界外に転職する人など選択肢は様々あります。

　キャリア相談を受ける中で、「せっかくとった資格なので臨床現場で働

かないと…」と言われる方が非常に多いのですが、資格の活かし方は様々です。診療報酬、介護報酬下で資格は必要不可欠なのは言うまでもありませんが、資格の活かし方はそれだけではありません。自身の希望する働き方が「臨床現場」とマッチしないのであれば、しっかりと自身の軸を整理した上で、異なった職種にチャレンジすることは自然なことです。自分軸、キャリア軸を明確にし「医療・介護専門職の職場＝臨床現場」という呪縛から解放されるといろいろ選択肢は広がるでしょう。この臨床現場以外で働く上で「自信がない」という人も大勢います。自信がないのは当然として、考えるべき点は第3章・第4章でも記した汎用可能なスキルを身につけておくことや、エンプロイアビリティ能力を高めておくことです。こうした視点を持ち、いざという時に準備しておくことが自身の身を助け、希望に近づく選択を後押ししてくれます。

## ・インターネットやエージェントの情報を鵜呑みせず病院・企業の実情を把握する

　前述していますが、エージェントから紹介された病院や企業については鵜呑みにせずに、求人情報、ネット検索（Googleなど）、学会やコミュニティなどのネットワーク、民間企業ならばOPENワークなどの口コミサイト、SNSから情報を収集してリアルな実態を把握する意識づけをしてください。特に転職初心者の場合、エージェントや企業・病院を"疑う"くらいの感覚でちょうどよいバランスです。理想は自身で3つの軸を整理してエージェントと対峙をし、すぐに勧められた病院や企業を検索し、いろいろとエージェント側に質問できるとよいでしょう。転職活動は業務の合間をぬって行うことが多いため、忙しさにかまけて受け身、丸投げになりがちですが、自身の納得する転職を収めるためには入念な準備と随時の情報アップデートがマストになります。

　以上、５つのポイントをおさえつつ転職活動を進めていくと「どこの業界でどういったフェーズの組織にどういった職種を志望するか」が絞られてきます。そこがスタートラインです。以下にその後進める書類作成・面接について説明していきます。

## 5-1-3　応募に向けておさえておくべき原理原則

　いよいよ、志望する病院や企業に向けた書類作成や面接対応のいろはを伝えていきますが、応募される病院や企業が「このポイントはおさえる点」を先に共有します。病院や介護施設においては「誰でもいいから来てほしい」という法人もあります。ある意味資格パワーな面もありますが、本質的にはあなたが欲しいのではなく、マンパワーや資格（診療・介護報酬を得るため）が欲しい場合がほとんどです。キャリアコーチングをしていると「リファラル採用をされた！」と喜んで報告をくれるクライアントがいますが、よくよく話を聞くとマンパワー不足を補いたい企業側の思惑が透けて見える場合があります。企業側の気持ちも分かりますが、応募側としてみたらそういった企業に転職してしまった場合、すぐに嫌気がさしてまたすぐ転職を繰り返すことになり、自らの市場価値を下げる（短期で転職を繰り返す人という認識を持たれる）要因にもなります。

　一方、民間企業に転職を志望する場合は甘くはありません。そのため、以下に示すような市場価値の高い人材の評価ポイントをおさえていき、書類作成や面接に活かすことを心掛けてください。

## ・書類作成・面接対応に向けておさえるべき「市場価値の高い人材」の評価ポイント

　病院や企業側が市場価値の高い人材かどうかを判断するポイントは概ね

以下の2点です。

① 汎用可能性：採用側の心境「今の職務・実績を再現性高く活躍してもらえるか」
② 持続可能性：採用側の心境「モチベーション高く長く活躍してもらえるか」

この2点について、判断していくツールが履歴書・職務経歴書であり面接での対応となります。それでは1つずつみていきます。

## (1) 汎用可能性：本音➡『中途採用は即戦力人材が欲しい』
### ・汎用可能性を示すエッセンス
1. 自分ではなく相手目線に立った客観的証明が必要

　相手への訴求力が高い形としては、「自分はすごい！」と資格や業績のみを書くだけではなく、客観的にみた現在の業界の動向や希少性（競争優位性）、以前の自分との比較、このあたりと対比をしながら「なぜ自分は御社にとって必要な人材なのか」を相手目線（相手に客観的にみても欲しいと思わせる）で訴求していくことがのぞましいです。
2. 過去の実績は重要だが現在の思考・具体的行動が重要

　よく、自身の過去実績を武器に書類作成や面接に挑む人もいますが、自分が所属していた病院や企業のお陰でついた実績ともいえるため訴求ポイントとして実は微妙な場合が多いです。そのため、実績や結果ではなくそこに至るまでの仮説立案力・仮説検証力・倫理的思考力のほうが汎用可能性を訴求するために重要です。そのために前述したSTARというフレームワークで整理します。それにより、状況と課題を自らピックアップすることが可能、結果に至るまでの見立て（仮説）とアクショ

ン、アクションの結果、結果に対する振り返りと所感、など訴求ポイントが整理されます。

3.　肝は志望企業のペルソナにマッチした人材かどうかが重要

　　1、2にも通じますが、結論からいえば「自分がどれだけすごい人材かをアピールするだけでは NG」となります、採用側はあくまで病院・企業にマッチする人材かどうかを組織構築する上で、獲得する人材要件を定義する場合が多いです。そのため、華やかな実績があったとしてもオーバースペック、アンマッチングと認識され採用に至ることはありません。

　ではどこに求める人材が定義されているのか？　答えは転職サイトや企業 HP にあります。その志望する企業の求める人材像（ペルソナ）にマッチしているかどうかが全てといっても過言ではありません。企業の募集要項をしっかりと確認して、自分軸・キャリア軸を絞って訴求するポイントを整理していくことが求められます。

## ⑵　持続可能性：本音➡『入ったはいいもののすぐに辞められては困る』

### ・持続可能性を示すエッセンス

○キャリア／転職の軸が明確で企業とマッチしているか

　　持続可能性を証明するためには履歴書や職務経歴の中の「1 社にどれだけ長く勤めていたのか」が分かりやすい指標ではありますが、目的を持った転職を繰り返している場合にも好感を持たれることが多いです。その場合、自分のキャリアで成し遂げたいこと、感じている課題、使命や想い、今回転職活動をする目的などを明確にした上で、企業理念やミッション・ビジョン、企業が提供するサービスの魅力や可能性、今回求め

ている人物像とどうマッチしているかを訴求できれば志望度の高さ、マッチ度合いの高さについて納得いく説明となります。

## ・勘違パターンに注意

持続可能性を訴求する際に、「企業側に先に要望を示し、マッチ度合いの擦り合わせたほうがいい」と考える人もいますが、「要望」ではなく「欲望」が丸だしになり、書類や面接でそれが伝わった場合、一気に企業側が醒めてしまう場合があるため注意が必要です。例えば、「残業したくない」、「絶対に副業したい（副業許可がある企業の場合）」、「年収を是が非でもあげたい」などがそれに該当します。決して欲望を持っていけないというわけではなく、むしろエネルギーになるため持つべきとも思いますが、採用プロセスではその欲望（本音）を建前としてオブラートに包み、むしろ肯定的に捉えてもらえるような言い回しをするとよいでしょう。

（例）
- 残業したくない➡自分の時間を確保して自己研鑽したい。
- 副業をしたい➡業務外の経験を積むことで自らの組織に還元をしていきたい。
- 年収をあげたい➡年収は自分の市場価値を測る手段であると考えており、こだわりたい。

## 5-2 転職活動②　書類選考通過のための履歴書作成・職務経歴書・面接・内定後の退職までの流れ

### 5-2-1　履歴書：目的

➡書類審査での「足きり」のための書類（持続性）（名前、住所、免許資格 etc）

**・履歴書の記入はネット上にあるテンプレフォーマットを活用**

　履歴書は「事実」を書くだけで工夫の余地がありません。病院や企業が履歴書を求める目的は、足切り（一次面接に進むかどうか）と思うとよいでしょう。ただし、病院や介護施設の場合、応募して一次面接時に履歴書を持参するパターンもしばしばあります。その場合であっても目的は「足切り」と思ってもらうとよいでしょう。

　また、ネガティブな要素を見つける目的になる場合もあります。例えば、誤字脱字、写真が自撮りなどで準備不足・本人希望欄に要望が多く書かれている（基本は「貴社の規定に従います」で OK）などがそれに当たります。それにより、こういった“細かい部分”に配慮がない性格を持っていると病院・企業側に認識されます。仮に書類が通ったとしてレッテルを貼られてしまい、ビハインドを背負った状態で面接をすることになります。神は細部に宿るので、こういった点は抜かりなくいきましょう。

　もう 1 点、ネガティブ要因として指摘される多くが「短期離職」についてです。在籍期間が短く繰り返している場合、あるいはブランク（空白期

間）がある場合、採用担当は必ず気にします。それにより足切りになることも十分あり得るため、注釈を駆使してしっかりとその理由を伝える努力をしましょう。その際に「会社の残業時間が多く…」、「会社と契約内容が違っていて…」など会社側にすべて責任があるかのような書き方でも不十分です（それが繰り返されている場合は、より一層書き方に注意）。そのため、事実を書いた上で取り組めそうな改善点を書き添えておくことが望ましいです。たとえ自身に非がないと感じていても、それが繰り返されているとなると自身に非がある可能性（事前の話し合い・確認が不十分だったなど）、それに対する改善案を添えておくと、病院・企業側も考慮してくれる可能性が高まります。

## 5-2-2　職務経歴書：目的

➡ どんな仕事をしてきたのか整理するための書類（汎用可能性：いつ、どこで、どんな仕事、実績、自己PR）

**・職務経歴書の原本はネット上にあるテンプレフォーマットを活用**
＜記載の上での３つの鉄則＞
　　① 　あくまでも書く内容は「相手目線」
　　② 　過去実績より具体的な思考・行動がポイント
　　③ 　相手が求めている肝を押さえる

＜構成＞
　1.　タイトル・氏名・日付：間違いないように記載。
　2.　職務要約：社会人として歩んできた流れのあらすじ。端的に明瞭に記載。

3. 勤務先：現職・前職の情報を丁寧に収集し記載。

4. 職務経歴：自分が配属になった部署、担当した仕事やプロジェクト、収めた成果などを細かく記載。

5. 活かせる知識・スキル：資格やスキル、コミュニケーション能力・論理的思考力などもバランスよく記載。

6. 資格・免許：取得した資格や免許を記載。これまでのキャリアや募集職種との関係性を考慮するといい。

7. 自己PR：応募先企業が求める人物像をふまえて、強みや特徴を記載。

8. 志望動機：「なぜその企業で働きたいか」を記載。「自分にしか言えないこと」を意識しましょう。

## 5-2-3　特におさえておきたい2つの項目

### (1)　「職務要約」には魂を込めるべき：最初の「つかみ」は重要

　5-2-2 の＜構成＞の 2. で示した職務要約ですが、病院や企業側が求める人物像を踏まえて一番強調したい部分に絞って書くことがポイントです。職務要約とは、その名の通り、職務経歴の要点を簡潔にまとめたものを指します。最初の会社に入社した時点から、現在までの大枠の流れとポイントが掴めるようにまとめましょう。職務経歴書の一番の目的は "つかみ" です。一般的に、採用担当者は人事や現場責任者です。忙しい業務の合間をぬい、書類選考や面接を行います。そのため、応募数が多いと書類の冒頭だけさらっと目を通し、詳細まで読むかを判断してしまうこともしばしばです。そのため、冒頭で「御社が求める人材に近い経歴ですよ」とアピールしておくことで、採用担当者の興味喚起ができるのです。しっかりと自身の職務経歴書に目を通してもらうには職務要約がカギを握ること

になります。

## ⑵ 「自己PR」は汎用可能性を伝える部分：志望企業の求める人物像ごとにマッチさせる

　自己PRは企業側の担当者が「求職者を知るための判断材料」を得るための項目です。具体的には「人柄・性格」、「入社に対する意欲」、「企業・仕事内容の理解度」、「社風との相性」などが、担当者の知りたいことだと言えます。自己PRを書く前には、必ず「読み手は何を知りたいと思っているか？」、「自分は何を求められるか？」を見極めましょう。そして、自分が何をPRできるのか整理してください。エージェントと話す過程でこの部分を整理してもよいでしょう。

> ### 5-2-4　面接対応のイロハをおさえる：全体像の理解をし、ポイントをおさえる

### ⑴　面接回数と目的
・医療・介護事業の場合：1-2回
　医療、介護の現場人員に対して行う面接は1回で終える場合が多いです。また職務経歴書を求められない場合も多くあります。背景としては、現場の人員不足を1日でも早く補填するためです（筆者が医療法人で部長をしていた際にも同様に1回の場合が多かった）。応募者にとってみれば書類作成工数が減り、採用フローが早いため転職活動が間延びしないメリットはあります。一方で、やはり「聞いていた話と違った」などとミスマッチが起きやすく、早期離職に繋がる場合も多いのが実情です。逆に言えば職務経歴書を求められ、2-3回採用フローを敷ける"余裕のある"法人については、人事制度や福利厚生が充実した企業体質が強く（または強くし

ようとしている）、早期離職も多くはない印象です。

　おススメは、事前に応募法人の採用フローを応募時に確認すること、または積極的に見学に出向いて、人や環境などの雰囲気を面接前に見ておくことです。さらに、志望する法人が明確でない場合は複数法人を同時に応募しましょう。商品を購入する際の相見積りと同じように、複数法人の諸条件を比較検討することはミスマッチを防ぎ、納得いく転職活動をするためには必要です。しばしば、医療・介護従事者から「複数受けると相手法人に迷惑をかけてしまう」と相談を受けることがありますが、決して迷惑ではなく自身が持っている権利であるので、遠慮することなく納得いくまでキャリア軸・転職軸と照らし合わせて意思決定をしてください。

## ・民間企業の場合：2-3回

　一方でヘルスケア企業をはじめとする民間企業だと、多くが2-3回の採用フローを踏み、最後に「オファー面談」をした後に内定承諾というフローを辿ります（書類応募通過➡一次面接➡二次面接➡最終面接➡オファー面接）。この際の一次、二次、最終面接の目的としては、一次面接は汎用可能性を見る場合が多いです。つまり「うちの部署ですぐに活躍してくれそうな人物かどうか（第二新卒の場合はポテンシャル評価の場合が多い）」を見られます。次の二次面接では、持続性を見る場合が多いです。「うちの会社で数年後も活躍し、部署やチームを担ってくれる存在になりそうか」という点です。最終面接では主に部署のトップ（あるいは役員クラス）が出てくることが多く、リファレンスチェックで問題があった場合や一次、二次面接の評価とのギャップがあまりにも大きい場合を除いては通過する確度は高いと言えます。最後のオファー面談については、どちらかと言えばイニシアチブは応募者にあり、雇用条件を提示された上で内定承諾するか否かを委ねられる面接となります。つまり、書類選考、一次、

二次の面接がある種の勝負になります。

　以上のように、病院や介護事業の法人と民間企業では採用フローが異なります。ただし、書類作成、面接とも原理原則は変わりません。そのため以下に記す面接時の対応をしっかりと習得し、面接時に最善を尽くせる準備は怠らずにしていきましょう。

## ⑵　面接の流れ

　面接については履歴書・職務経歴書に沿った流れの後、面接官が知りたい内容について質問（抽象的なものから具体的なものまで幅広い）がされることがほとんどです。特に書類に関する質問は準備がしっかりとできるため、エージェントに模擬面接を依頼するなど対策を練るとよいでしょう。臨機応変な質問については、自分軸、キャリア軸、転職軸を整理した上で時事ネタ、業界についての情報をキャッチアップして備えておきましょう。

　以下は主に面接官が進める上でポイントにしている6点を目的と併せて説明しています。しっかりとおさえておきましょう。

## 1：自己紹介（目的：従順性／ルール順守度）

　○○と申します。本日は貴重なお時間を頂きありがとうございます。

　私は現在○○病院の○○部に所属しており、そこで主に○○という業務を担っております。

　本日はよろしくお願いします。

◆ポイント：「1分以内で」と時間を指定される場合もありますが、指定がない場合でも1分程度でおさめるように準備をしていきましょう。ダラダラと職務経歴まで含めて話すのはNG。あくまでも冒頭の挨拶、アイスブレイクが目的であると認識しておきましょう。

## 2：職務経歴・自己PR（目的：汎用可能性／持続可能性）

　職務経歴・自己PRで聞いてくるポイントは、どれだけ汎用可能性があるかです。そのため職務経歴書に書いた「実績」を誇張するよりも「成果に至るまでの具体的なプロセス」を説明できるほうが重要です。理由は、会社や病院の看板で仕事の実績を挙げている場合も多く、自身の成果ロジックを説明させるとピンぼけしている場合がしばしば見られるからです。その場合、「汎用可能性が低い」という評価になります。転職軸を構築する際のSTARワークがここで活きてきます。1つひとつの職務経歴に沿ってSTARのフレームワークを用いてプロセスを説明できるように準備しておきましょう。

　もう1点、短期で転職を繰り返している場合はその点について質問をされる可能性が高いです。その場合は事実を答えるのは前提になるのですが、前職の批判や他責思考に頼らず「自身の反省点」を説明した後に、「どうしておけばよかったか」というリカバリーについても添えて説明できるとよいです。下手に言い訳じみた説明は不信感を強くします。

**＜職務経歴／自己PRについての質問例＞**

　・どんな仕事を経験してきましたか？

　・どんな強みを身につけましたか？

　・最も成果が出た仕事は？＞その要因は何？

　・最も困難だった仕事は？＞どう乗り越えた？

## 3：志望理由（目的：持続可能性）

　志望理由の項目でポイントとなるのは持続可能性になります。つまり「どれだけ長いこと勤めてくれるのかどうか」という点です。職務経歴書への記載も含め、❶転職軸が合致している点、❷志望する企業が魅力に感じた点、❸転職軸とのマッチングが高い点、この3点を意識して説明ができる

ようにしましょう。例えば、「❶私は○○という想いで転職活動をしています、❷そんな中で御社の○○を大変魅力的だと感じました、❸私の想いを御社の○○に貢献することで想いをかなえたいです」と❶～❸を合わせた説明ができれば OK です。

<志望理由に対しての質問例>

・なぜ○○業界を選んだのか？

・その中でもなぜうちの病院／会社なのか？

・自身のキャリアビジョンとうちがどうマッチしたのか？

## 4：転職理由（目的：ポジティブ／ネガティブ度）

転職理由を尋ねられた際には、ともすればネガティブなことを言いがちですが、それは評価が上がらないばかりか評価がガタ落ちになる可能性があります。基本的に"職場の悪口"を言う人はどこに行ってもあら探しをして悪口を言う素材を探し続ける傾向があります。そのため、そうした思考の偏向性を見られるのがこの転職理由を面接で聞く１つの目的です。そのため、❶基本的にはポジティブな姿勢を担保することは重要です。文句や悪口を言い換えて、「御社のほうがキャリア軸・転職軸に合っている」という言い回しをすると受け取られ方が大きく変わります。次に、❷志望理由と転職理由の一貫性もみられます。例えば、志望理由で「○○の専門で国内最大手の貴院で新しいプロジェクトをたくさんしたい」と言っている反面、転職理由で「リーダーシップを発揮してより裁量のある仕事をしたい」と言っている場合、大手のほうが裁量がない場合があり"矛盾している"ことになります。この点、自身が話している内容に矛盾がないかをモニタリングすることが必要です。

<転職理由での質問例>

なぜ転職しようと思ったのか？

なぜ現職場ではそれが実現できなかったのか？

なぜうちの会社に転職しようと思ったのか？

転職の優先度は何か？

## ５：逆質問（柔軟性／臨機対応力）

　面接の終盤に「何か質問はございますか？」と応募者が質問ができる機会を設けることがほとんどです。その場合「特にありません」では、機会損失していることに等しいため自己アピールの場として活用しましょう。しかし、積極性を履き違えると逆にマイナスの印象を与えかねないため、「NG パターン」、「Good パターン」をこの際しっかり認識しておきましょう。

❶　NG パターン：

・検索すれば分かる内容を聞く（募集条件など）

・面接官が既に説明している内容を聞く

・即答できる内容ではなく持ち帰るような難易度が高い質問（面接の TPO をわきまえていないとも言える）

❷　Good パターン：

○仮説の確認を意識する２つの質問

　例１：課題確認パターン

　　　　「御社の○○はとてもいいサービスですが、ユーザー目線としては○○が課題だと感じていました。この認識であっておりますでしょうか？　私自身ご縁をいただいた場合この課題解決に向けて尽力致します」

　例２：差別化確認パターン

　　　　「御社の○○は他に比較して大きな差別化ポイントになっていると思いますが、この認識で合っておりますでしょうか？」

○「活躍の可能性」を確かめる３つの質問

例１：「御社はどんな人物を求めていて、どんな活躍を期待しているのか？」

例２：「今一番社内で活躍し、評価されている人はどんな人物か？　なぜか？」

例３：「自分と同じように中途で入った人物で、今活躍されている人はどのようなキャリアパスを経て、現在どのような業務を担当しているのか？」

## ６：よくある質問

○弊社以外で選考を受けている企業は？

　基本的には正直に答えてOK、詳細な企業名は言わなくてOK（業界はOK）、「同じ○○業界で２社進んでおり、御社が第１希望」との回答がベター。また、複数社の選考が進む場合、最終的に年収交渉等が可能な場合もある。自身で伝えづらい場合はエージェントを介して伝えることもできる。

○希望年収は？

①　年収が転職軸の場合は希望を伝える

②　転職軸が他にある場合：「現職の○○万円は維持したいが、年収よりも○○を重視したいと考えているため提示いただいた金額を前向きに考えたい」

○いつから勤務開始できるか？

「内定を頂いてから１−２か月を想定しています。現職と退職の交渉をして改めて相談させていただきたいです」

## 5-2-5　内定後、承諾する前に確認する８つのポイント

　最終面接の後、無事に内定が得られた場合、内定承諾面談の際に確認をすべきポイントがあるのでおさえておきましょう。入社後に「こんなはずではなかった…」、「聞いていたことと違う！」ということがないように、承諾をする前に給与・休日など、労働条件に対して曖昧なところはないか確認することが重要です。多くの企業では、内定連絡と共に、雇用条件を記載した書面（雇用条件通知書）を提示します。内定の連絡を受けたら、まずはこの書面をきちんとチェックをしてください。そして、そもそも第４章で確認した「転職軸」に沿っているかを改めて確認しましょう。

① **給与・賞与・その他の諸手当の有無**

　成果報酬型の歩合制や１年単位で支払われる年俸制の場合は、支払い方法や時期を確認します。また、歩合制ならば歩合の基準も確認をしましょう。その他、年次の昇給、賞与の基準についてや前年実績についても聞ける範囲で聞くとよいでしょう。また、通勤交通費、住宅手当、家族手当や役職手当など、その他の諸手当の有無も確認することをおススメします。

② **時間外の基準**

　残業手当のない場合は残業がどのような扱いになっているのかの確認をします。残業手当がある場合はその金額や月平均で何時間くらいの残業時間があるのかを質問しておくとイメージしやすくなります。また、時間外の申請方法や何分単位で時間外をつけることができるのか、など細かい点も聞ける範囲で聞いておきましょう。

③ **職務（業務）内容**

　職務内容は面接時に詰まっている場合がほとんどですが、内定までの

間にオファー内容が変更になっている場合もあります。多くの場合は途中で確認が入りますが、確認がない場合もあるため、内定承諾をする前に改めて仕事内容を確認しておくことはおススメです。

④ 雇用形態

　内定承諾をもらったのが「正社員」の場合でも、雇用形態が自分と企業の認識に相違がないかを確認します。「無期雇用社員を希望していたけど、入社時は有期雇用社員」と言われた場合には、無期雇用社員になるための条件も確認しておくことをおススメします（助成金絡みでそうしている企業もある）。

⑤ 勤務時間

　始業・就業の時間、休憩時間の確認をします。月の残業時間がどのくらいあるか気になる場合も、このタイミングで聞いておきましょう。

⑥ 勤務地（異動の可能性も含めて）

　企業が各地にある場合は「勤務地は応相談」となっている場合があります。「面接時は名古屋と聞いていて、入社後の配属が大阪」ということのないよう勤務地は確認必須です。「全国転勤可」か「全国転勤不可」を選択できる場合もありますが、前者の方がベース給与が高い場合がほとんどです。

⑦ 休日や有給休暇

　病院や介護施設でシフト制の場合は「希望休が何日まで可能か」など細かい部分についても確認しましょう。また、年間休日の日数、有給休暇の取得率、年末年始やゴールデンウィークなどの連休についても併せて確認をするとよいでしょう。有給休暇がいつから発生対象かも確認しましょう（半年勤務後に付与されることがほとんどだが、入社初月から付与される企業もある）。

## ⑧　入社日の調整

入社日は、企業側から一方的に通知されることはなく、最終面接の前後でいつ頃なら入社可能かの確認がされる場合がほとんどです。入社日が面接時に確認されていた日程と合致しているかをしっかりと確認しましょう。もし入社日の確認をされた時と状況が変わり、その日付では難しい時は人事担当に相談しましょう。

## 5-2-6　退職する際に知っておきたいこと／注意すべきこと

会社を辞めることを伝える時期は、法律上は退職日の２週間前で問題ないとされています。ただし、実際は退職の１〜３カ月前に会社に退職意思を伝えるのが一般的です。就業規則で決められていることが多いので、確認しておきましょう。また、いきなり「○月○日で退職します」と伝えるのではなく、直属の上司に「相談がある」と話しておくのがマナーとされています。

### 退職の流れを把握しておく

1. 退職希望日の１〜３カ月前に上司に退職申告
2. 上司との話し合いにより正確な退職日を決定
3. 退職願を提出（その後退職届を提出）
4. 後任者選定
5. １〜２カ月程度かけて業務の引き継ぎ
6. 関係先への挨拶と後任者の紹介
7. 数日〜１カ月程度の有給消化
8. 挨拶回り、ユニフォームなど貸与品や社会保険証などの返却

## 転職活動は在職中？　退職後？

　在職中と退職後、どちらで転職活動をした方が良いかは転職者の状況によりますが、筆者は圧倒的に在職中に転職活動するのがいいと考えています。特に、収入の焦りからか転職軸やキャリア軸にマッチしない企業を選択してしまい、早期離職につながるケースもしばしば見受けられます。転職活動は計画的に行うのが善です。ただし、ハラスメント等明確な理由がある場合は退職後でももちろん問題ありません。

## 在職中の転職活動

＜メリット＞
- ・収入が安定していて金銭的な不安がない
- ・ブランクがなく転職活動時に良い印象を与えやすい

＜デメリット＞
- ・時間に余裕が持てず企業と連絡を取りづらい
- ・面接日決定などスケジュール調整が難しい
- ・現職場に知られないようにするのが大変

## 退職後の転職活動

＜メリット＞
- ・時間にゆとりがあり面接日などのスケジュールを組みやすい
- ・転職活動に専念できる

＜デメリット＞
- ・収入がなく金銭面の不安がある（失業保険などの把握は大事）
- ・転職活動が長引くほどブランクができ不利になりやすい
- ・焦りから上手くアピールできなくなってくる

# 5-3 | 転職活動③　未経験職種や異業種への転職でも失敗しない転職の方法

　未経験職種や異業種・異業界にチャレンジする場合の大前提について説明していきたいと思います。未経験職種や異業種・異業界に挑戦する場合、成長業種の売り手市場の場合は内定獲得の難易度は低くなり、求職者が有利になります。理由としては、企業も教育コストを払ってでも、中長期的に価値を発揮できそうなポテンシャルの高い人を採用したいという意欲が高まるからです。一方、景気悪化の状況では一転して、即戦力となる人材を採用したいという意識になります。そのため、医療・介護職は比較的好景気の時に、未経験職種や異業種・異業界へチャレンジしておくことは長期のキャリア戦略としてはアリでしょう。

## 5-3-1　用語の定義整理

### 医療・介護従事者が起点の場合

・**未経験職種**：医療・介護職において有する資格以外の職務に当たることを指す。

　〈例〉看護師国家資格➡看護業務（主に保険内）以外の職種

　　①　医療法人の「事務長」の職務に当たる場合は "同業界" ではあるが "未経験職種" になる。

　　②　医療機器メーカーの「営業」の職務に当たる場合は "異業界" の "未経験職種" になる。

・**異業種**：公的保険内・保険外問わず医療・福祉関連業界以外の業種（製

図表5-1

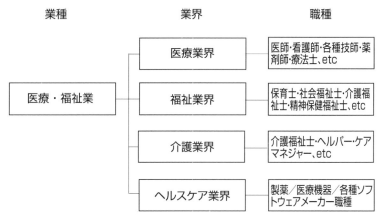

| 業種 | 業界 | 職種 |
|---|---|---|
| 医療・福祉業 | 医療業界 | 医師・看護師・各種技師・薬剤師・療法士、etc |
| | 福祉業界 | 保育士・社会福祉士・介護福祉士・精神保健福祉士、etc |
| | 介護業界 | 介護福祉士・ヘルパー・ケアマネジャー、etc |
| | ヘルスケア業界 | 製薬／医療機器／各種ソフトウェアメーカー職種 |

　　造業・保険／金融業など）を指す。
　〈例〉医療法人の理学療法士を辞め、外資系保険会社の営業に転職した場合"異業種""未経験職種"になる。
・**異業界**：「医療・福祉」業種の中で「医療」、「福祉」、「介護」、「ヘルスケア」業界の分類に準じて、その業界を変えることを指す。
　〈例〉医療法人（医療業界）で看護業務をしていたが、製薬業界の治験コーディネーターへ転職した場合"同業種""異業界""未経験職種"になる。

　元々、医療職や介護職が転職をする場合"同業界×同職種"転職が多くを占めていましたが、10年ほど前から"異業界×同業種"の転職（医療法人➡介護事業会社に転職し同じ看護業務を担うなど）が少しずつ盛り上がりはじめ、現在では主流となりました。最近は"同業種×異業界×異職種"の転職（医療法人➡ヘルスケア関連企業に転職しカスタマーサクセス業務を担うなど）が少しずつ盛り上がりはじめています。

## 5-3-2　未経験職種、異業界への転職候補者を採用担当者はどのように見ているのか

　転職の中途採用で未経験職種や異業界・異業種にチャレンジする際に若手や第二新卒の方が転職できるチャンスは大いにあります。逆にミドル層以上（30代半ば以降は特に）だと、知人が社長などの特殊条件がない限り転職できる確率は低い傾向になります。理由としては、企業の採用担当者は以下の3つのポイントで考えている場合が多く、面接の前の書類選考の段階で「足切り」する傾向にあります。

## 3つのポイント

① 　中途採用はその人の「ポテンシャル採用」ではなく、能力・実績評価し、即戦力を求めている。

② 　ミドル層になると、仕事のやり方やマインドが固まりつつあり、柔軟性に欠ける傾向にあると評価されることが多く、転職未経験の場合はその傾向が強まる。

③ 　ミドル層になると、②の理由からマネジメントで扱いにくいイメージを持たれがちである。

　すべての採用がこのような場合ではないのですが、「未経験歓迎」などと求人票には記載があっても、このようなパターンで「年齢」により書類選考にて落とされてしまうことが多いのが実情です。

## 5-3-4 未経験職種、異業界・異業種へ転職する際に有利になりやすいポジショニング

　3つのポイントでも触れましたが、未経験職種・異業界・異業種への転職活動では、第二新卒や若手（20代）が有利となります。しかし、30歳以上のミドル層でも、戦略をしっかり練れば転職のチャンスを広げることはできます。以下に整理していきます。

### (1)　未経験職種×異業種で転職チャンスは限られるか！？

　未経験職種×異業種のパターンは内定の難易度が一番高いです。第二新卒、20代半ばまでは学歴等のポテンシャル採用枠として可能性は高まりますが、ミドル以降は厳しいのが現状です。逆にミドル以降で未経験職種×異業種でスムーズにいく場合は、よほど成長企業で人が足りていない状況かブラック企業で離職が多く人手が足りていない状況か、のどちらかの可能性を疑ったほうがよいでしょう。なぜ、未経験職種×異業種パターンで内定が難しいかといえば、「会社側の教育コストが一番高い」からです。企業側が中途採用に求めるのは「教育コストを最小限におさえて、成果を出せる」という状態です。そのため、"未経験職種×異業種"のパターンというのは他のパターンと比べて活躍するために以下のことを覚悟する必要があります。

　① 会社に求められる職種のスキル・知識
　② 会社に求められる業界情報
　〈例〉病院で作業療法士として患者に対して作業療法業務を担当していた人が金融業界にて保険営業に転職したいと考えた場合

このあたりを会社内のOJTやOFF-JT・自己研鑽にて早期にキャッチアップをすることが求められます。企業側の目線としては、業種は違えど職種として経験しており「実績」や「思考プロセス」が明瞭な人を採用したい意向は強くなります。その点を踏まえると、まだ白地の状態で柔軟性・吸収力のある第二新卒や20代はまだしも、ミドル層以降のチャレンジのハードルが高いことがうかがえます。

## 5-3-5　未経験職種×異業界×同業種の転職
## 　　　　―公的保険内か保険外かの違い

次に、多くの医療職・介護職が「臨床現場以外で働きたい」と思う場合に考えることが増えてきている、同業種で異業界の未経験職種への転職について説明します。先ほどの異業種に比して内定の確率はミドル層においても高まります。この変数をもう少しだけ細分化すると以下の2つのパターンに分けられます。

### (1)　未経験職種×同業種×**公的保険内**の異業界

この分け方の転職は多くの方が想定、あるいは経験をしたことがあると思います。例えば、病院の医療保険内で言語聴覚療法を提供している言語聴覚士が、介護事業を営む会社の有料老人ホームの中で施設長（施設管理者）として転職をするなどがこれに当たります。最近は、「ライフワークバランス」の転職軸を起点に、医療保険内の勤務から介護保険内、福祉領域（障害者総合支援法内）へ転職する医療従事者も増えてきています。比較的ポピュラーな転職パターンになります。

公的保険内の場合、自身の臨床業務経験が発展して「未経験職種」に派生するパターンが多いです。例えば、臨床現場から部署の管理者、事務部、

人事部・総務部、経営企画部、あるいは広報部やシステム部など、筆者の
クライアントにもしばしば見られるパターンです。ただし、この未経験職
種へのチャレンジは転職よりも内部昇格・異動が多いのも事実です。その
ため、例えば、経営層への転職を通してキャリアアップしていきたい人は
MBA（経営学修士）に通うなどをして自身に箔をつけた上でチャレンジ
をするのも1つの手でしょう。

## ⑵　未経験職種×同業種×公的保険外の異業界

　この分け方は最近の若い世代を中心に少しずつ増加傾向にある転職パ
ターンになります。例えば、病院の医療保険内で看護師業務を行っている
看護師が、医療業務改善のソフトウェアを開発しているヘルスケア企業に
エンジニアとして転職をするなどがこれに当たります。公的保険内と異な
り、直接的には臨床現場と関係値がない場合が多いですが、「医療・福祉」
という広い枠組みでの理解があるため、専門知識や顧客・業務理解が役立
つ場合が大いにあります。転職に向けて自身でプログラミングを学ぶ、デー
タサイエンスの大学院に通う、MBAに通うなどの動きも活発化しており、
臨床現場で就業している間からスキルアップをしている人が増えてきまし
た。後述しますが、筆者も現在このパターンの転職を経験していますが、
汎用可能能力が転職につながりました。

　公的保険外の異業界への転職は異業種・異業界と比べると内定は出やす
いですが、やはり新しい学びが必要になるため、結婚し子育てをしており
ライフワーク（金銭面、安定面、学び直しの時間面）を優先する必要があ
るミドル層にとっては壁があります。ただし、第3章でも説明したように
今後は公的保険周辺産業（ヘルスケア業界）が盛り上がりをみせると考え
られるため、チャレンジをするには市場環境は良い状況だと言えます。

## 5-3-6　転職エージェントを活用してキャリア軸・転職軸を構築（書類・面接対策なども）

　未経験職種、異業界、異業種の転職について説明してきましたが、特に公的保険外の未経験職種にチャレンジをする場合に重要なのは、書類（履歴書・職務経歴書）・面接対応の準備、それに加えて転職エージェントとの関係性です。転職エージェントのレベルに差はあるものの、面談時に自身の自分軸、キャリア軸、転職軸を整理しつつ熱意をアピールすることで優先度が高まる可能性があります。つまり、転職エージェントの人に「この人は優秀そうで採用される確率が高い！」と思ってもらえると、企業の人事担当者や社長などに「実は凄くおススメの良い方がいるんです」とお墨付きを与えることもあるわけです。もちろん転職エージェントと企業の採用担当者との関係値にも左右されますが、企業側にとっても関係値ができている転職エージェントからプッシュされたりすると通過率が変わったりもします。よって、面接では面接官に自分をアピールすることは当たり前ですが、転職エージェントとの関係性を構築し、一緒に転職活動に取り組むことは重要になります。

## 5-3-7　現職種で経験や実績の「汎用可能性」を整理し、志望企業の未経験職種にいかにマッチしているか明確化

　もう一点、特に公的保険外の未経験職種にチャレンジする上で大事なポイントは「汎用可能性」の訴求についてです。詳細は **5-2-2** の「職務経歴書：目的」の項を確認ください。端的に言えば、過去の職務実績や経験、新たにチャレンジしたい職務の内容とを結び付けた説明をいかにできるか

です。人事担当者に「汎用可能性」の能力が高いと思ってもらえるようにするためには、以下の2点を意識することが大事です。

① 新たな業務が今まで培ってきた経験・実績の延長線にあること、かなり類似していることを納得してもらう。

② 今まで培ってきた経験の一部を活かせる理由を理路整然と説明する（転職軸で整理する）。

一例として、介護施設（介護業界）の施設長であった筆者が、ヘルスケア業界のソフトウェアのセールス責任者に転職した際の説明を①・②に当てはめて共有します。

・私はセールスの経験はございませんが、居宅介護支援事業のケアマネジャー、病院退院調整看護師のところには足しげく通い関係値を構築した結果、同法人内の他の施設よりも紹介数が多く、入居稼働率が高い水準を担保することができました。医療・介護事業者は保守的な思考の方が多く、割と閉鎖的（ムラ社会）であるため、ソフトを導入してICT化を進める上でも「私が有している作業療法士、あるいは施設長としての経験により類似性を生み安心感につながる」「顧客理解をしているためステークホルダーとの関係値構築の経験」は、ソフトの導入を検討してもらう上で有効に活きると考えています。

・また、私は施設長として看護師、介護スタッフなど60名を管理してきております。日々彼女ら1人ひとりの特性に合わせて面談を行いモチベーション管理をしてきた経験、マニュアルを作成してどのスタッフも一定水準のレベルを担保した上でサービスを提供できる

オペレーションを構築した経験、結果的に離職率を低くおさえることができ●年で 100% 稼働に成長できた経験は、医療・介護専門職であろうが営業職であろうが再現性が高い経験・実績になる点が多いと考えます。セールス経験が不足しているのは自覚しているため、その点については入社までにキャッチアップしていきます。

　いかがでしょうか？　業界、環境が変わっても「この人は同じように成果を残せそう」という印象を持たせることはできそうだと考えます（事実として内定をもらっている）。注意点として、自身が汎用可能なスキルと思っても人事担当者が「そうか？」と思われては元も子もありません。そのため、こうした想定が合っているかどうかを転職エージェントに確認をしたり、人事担当者と直接対峙する転職フェアやカジュアル面談の機会があれば確かめるとよいでしょう。この点が、そもそも企業側がイメージしていることとズレていると違和感が大きくなり逆に悪い印象を与えてしまうリスクが高まります。そのため準備段階で確認したり、質問をして、前提条件が合っているのかをすり合わせしておくことは、とても大事な準備になるでしょう。

付録

転職キャリア解体新書

―筆者はいかに転職を繰り返してきたのか―

## 転職事例に共有にあたって

　これまで、キャリア形成、転職についていろいろ説明をしてきましたが、最後に「付録」として筆者自身の転職エピソードをまとめます。「最初の就職」から「心境」、「キャリアドリフト―デザインサイクル」、「キャリアドリフト期の思考・整理」、「キャリアにおける各年代における役割／課題」の４点をメインとして説明しています。これまで第５章までの内容をギュッと凝縮したような内容になりますので、是非「自分だったらどういう決断をしただろうか？」と想定しながら読み進めてください。

　読み進めていただければ分かりますが、筆者はだいたい３年サイクルで「キャリアドリフト―デザインのサイクル」が訪れます。この際にアウトプットとして転職を選択していますが、決して転職を必ずする必要があるかといえば、そうではありません。ただし、自身の３つの軸を見直すといった転職活動をすることはおススメします。本章でも繰り返し伝えていますが、転職活動はいわば「キャリアの健康診断」です。自身の理想のキャリアを歩めるように、是非ともそうしたルーティンを定着させましょう。

# エピソード0 | 何をしたいか漠然としていた 新人時代

## 新卒時の心境

**Mission**
作業療法の実践を通して患者さんのQOL向上をサポートする

**Vision**
作業療法の研究者になってOTの地位向上を目指す

**【新卒入社時のスペック】**
◆22歳 男性 大学卒業
◆作業療法士免許取得
◆大学院進学を断念し地元の総合病院へ就職

**【自分軸（資質／汎用能力）】**
・戦略性/個別性/未来志向/競争性
・子供の頃から生徒会や学級委員・キャプテンなどをしておりリーダーシップはある
・好奇心旺盛で新しいことへの行動力はある
・成果へのコミット力は高い

**目指す未来イメージ／解決したい課題は漠然としていた**

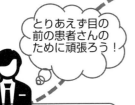

とりあえず目の前の患者さんのために頑張ろう！

**【描いていたキャリア戦略】**
◆新卒入社のためにとにかく与えられた仕事の量をこなす
◆学会発表も年1回は行い経験値をつけていく
◆勉強会参加／書籍購入をして月3-5万は自己投資
◆新人教育プログラムにも行きながら認定資格を取得する
◆患者さんのために徒手テクニックも学び実践する
◆作業療法士としての専門性を活かしたスキルを身につける

## 本業スタート
総合病院回復期病棟所属

**Value**
とにかく量をこなして作業療法士としての軸を探す

# 新人（23歳〜25歳）

<方向性見直し>
・大学院進学を真剣に検討する
・セミナー運営での全国各地の先生と
　の繋がりで人脈の重要性を感じる
・一方で臨床の技術料の高さに圧倒さ
　れ、自身の実力の無さに心折られ方
　向性見直しを行う
・キャリアで葛藤する同じ境遇の若手
　のキャリアコミュニティ設立を構想

**安定期**

**ドリフト**
3年ほど

26歳以降に向けて

<偶然/新たな可能性>
・職場の先輩が臨床セミナー団体を運営されており、
　運営手伝いの相談をもらう（実施）
・学会で大学時代の恩師から大学院進学への誘い
・自身のプライベート面との葛藤で「キャリアについ
　て」の疑問がわく

<自己理解見直/リ・デザイン>
・大学院進学を決断
・臨床以外で自身を活かす方法を模索
　（研究はどうだろうかと仮説をたてる）
・自身の若手コミュニティを立ち上げる

**節目**

<実践・行動>
・臨床OTとして平日・週末含め研
　鑽を積む
・学会発表/院内発表を年1回ずつ
　こなす
・書籍/論文の読み込み
　<u>新人START</u>

**デザイン**

・職場に残りながら
　社会人大学院に進学
・自身の若手コミュニティ設立

# ★キャリアドリフト❶（可能性模索期）の整理

【偶発的きっかけ】
◆セミナー運営手伝い開始：人脈・責任経験の蓄積
◆大学院進学検討の声かけ：研究者になりたい自分に向き合う
【心境／葛藤：プライベートとのバランスなど】
・結婚して勉強会に行けるのか？
・そもそも自分は研究者に向いているのか分からないし結婚資金を貯めないといけ
　ないので進学の意味はあるのか？
・結婚して子が生まれても今の給料で生活をしていけるのか？
【自身の葛藤がきっかで以下の疑問が浮かぶ】
同じように同世代で悩んでいる人は多いのだろうか？
これは療法士に限ったことなのだろうか？
多くの諸先輩は同じように悩んでいたのだろうか？
これからどういうキャリアを歩むのが正解なのだろうか？

# 新卒〜20代半ばの視点

キャリア形成をする上で考える様々な視点

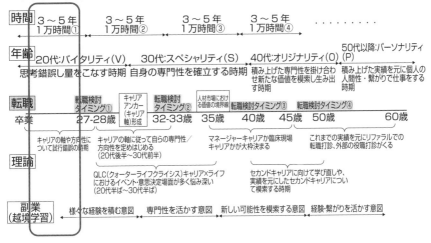

# エピソード1 | 病院 OT から訪問看護 OT へ
## （大学院進学／起業／結婚）

## 26歳〜の心境

**Mission**
患者さんのQOL向上をサポートする／リハ業界の悩み課題を解決する

**Vision**
リハ業界への貢献はしたい／臨床以外で何ができるか

**【26歳の基本情報（スペック）】**
◆26歳 男性 大学卒業／大学院在学中
◆作業療法士免許取得
◆若手リハ職を集めたコミュニティ運営（新しい働き方／副業推進を掲げる）
◆先輩のセミナー運営手伝い

**【汎用可能能力】**
❶リーダーシップ能力
 └新規プロジェクトを立ち上げたりとチームを牽引
❷コミットメント力
 └成果にコミットできる

**目指す未来イメージ／解決したい課題は漠然としていた**

**【描いていたキャリア戦略】**
◆自分のやりたい／自分にしかできないことを選択する
◆作業療法士として臨床以外で活躍できる方法を探す
◆転職や起業を20代で一度チャレンジしておきたい
◆自分自身で会社つくることも調べてみよう
◆セミナー運営で培った人脈を活かして自分からも積極的に全国に足を運ぶ
◆大学院で研究をしてOTとしての専門性を少しでも形にする（認知症が専門）
◆コミュニティの方向性を働き方／キャリアにしよう

自分にしかできない作業療法や役割って何だろう？（迷走状態）

総合病院回復期病棟所属
社会人大学院生

**Value**
作業療法士として臨床以外の可能性を探りまくろう

# 20代後半へ（26歳〜28歳）

**＜方向性見直し＞**
・大学院進学はしたものの、研究活動へのモチベーションは高くなく「自分には不得手だ」と気づく
・「一緒に事業をしよう」といってもらった内容が療法士の課題と感じている働き方／キャリアについてのもので前向きに検討する（但し、東京へ）
・婚約中であったため起業をするにもバランスを考える必要がある（転職して新しい職場を探す）➡先輩の職場に打診

**安定期**

**ドリフト**
**2年ほど**

**＜偶然/新たな可能性＞**
・研鑽の一環として全国のセミナーに足を運んでいた中で同世代で活躍する療法士との繋がりが強くなり、その1人から「一緒に事業をしよう」と声をかけてもらう
・セミナーをお手伝いしていた先輩が病院を退職。退職先で自由に働いている姿を目にし、社長との交流をもたせてもらう

**28歳以降に向けて**

**＜自己理解／リ・デザイン＞**
・大学院は継続するが研究活動はSTOP
・誘われた事業を実現するために「副業起業」が可能な職場に転職をする
・結婚して東京へ行くことを検討（断念）／収入を確保して自由度高く働ける職場に転職へ（先輩の職場の社長にOKもらう）

**＜実践・行動＞**
・臨床OTとして平日・週末含め研鑽を積むのを継続
・社会人大学院へ進学／平日夜間・土曜日通学
・コミュニティにてセミナー月1開催
　<u>26歳START</u>

**節目**

**デザイン**

・研究活動は不得手
・コミュニティ運営で課題に感じていた事業を始動
・「ワークバランス」を軸に転職へ

# キャリアドリフト❷（可能性模索）期の思考軸

◆自身が大学院で研究活動のエッセンスを学んだがこれは自身がやらないといけないことか？➡「No」という結論
◆総合病院にいてジョブローテで色々経験をさせてもらえるが、そもそも臨床は自分にしかできないこと？➡「No」という結論
◆30歳に向けてそろそろキャリアの軸を絞っていかないといけない
　➡コミュニティ運営／自身の実体験で感じる「働き方やキャリア」についての課題意識が強くなる
◆結婚して大学院進学しているのでリスクは追えない。ただ、子供が生まれた場合もっとリスクを負えなくなってしまうかもしれない。
　➡チャレンジできる耐性を20代のうちに身につけたい

<次のアクションに向けての思考軸>
「研究活動は不得手」
「自分の感じている課題（キャリア）について突き詰めて考えたいという想い」
「結婚して生活が変容する前に色々チャレンジしたい」
「チャレンジするにもリスクヘッジするため副業起業できる職場へ転職をする」

# ★キャリアドリフト❷（可能性模索）の整理

【偶発的きっかけ】
　◆全国に積極的に研鑽に出向く中で志を共にする同年代と数多く出会い、事業をはじめるきっかけの声をかけてもらう
【心境／葛藤：プライベートとのバランス等】
　◆大学院とのバランス
　・事業をはじめるにあたり時間がなくなるため退学も考えたが残り僅かであったこともあり「最後までやりきる」ことを選択
　・婚約/結婚をするタイミングで事業を開始するため不安定な状況。嫁説得のためには安定した収入を一定確保する必要性　➡病院では難しいため「副業的に起業を認めてくれる常勤雇用先」を探す
　　（＊同業界×同業種：病院作業療法士➡訪問看護のリハスタッフへ）
　・事業をフル稼働させるためには時間を確保したいが、結婚/大学院など決めたことなので、全てバランスをとってチャレンジしよう
【自身の葛藤がきっかで以下の疑問が浮かぶ】
　・20代後半以降はワークとライフ（結婚・出産など）とのバランスが非常に大事になるが皆はどうやっているのか？
　・「副業起業／常勤」で認めて頂き転職できたが、こうした転職軸をしっかりもって転職している人はどれぐらいいいるのか？

# 20代半ば～後半への視点

## キャリア形成をする上で考える様々な視点

| 時間 | 3～5年 1万時間① | 3～5年 1万時間② | 3～5年 1万時間③ | 3～5年 1万時間④ | ‥‥‥‥‥ |
|---|---|---|---|---|---|

| 年齢 | 20代:バイタリティ(V) | 30代:スペシャリティ(S) | 40代:オリジナリティ(O) | 50代以降:パーソナリティ(P) |
|---|---|---|---|---|
| | 思考錯誤し量をこなす時期 | 自身の専門性を確立する時期 | 積み上げた専門性を掛け合わせ新たな価値を模索し生み出す時期 | 積み上げた実績を元に個人の人間性・繋がりで仕事をする時期 |

**転職**

| 卒業 | 転職検討タイミング① 27-28歳 | キャリアアンカー(キャリア軸)形成 | 転職検討タイミング② 32-33歳 | 人材市場における価値の境界線 35歳 | 転職検討タイミング③ 40歳 45歳 | 転職検討タイミング④ 50歳 | 60歳 |
|---|---|---|---|---|---|---|---|

**理論**

キャリアの軸や方向性について試行錯誤の時期

キャリアの軸に従って自らの専門性／方向性を定めはじめる（20代後半～30代前半）

QLC(クォーターライフクライシス)キャリア×ライフにおけるイベント・意思決定場面が多く悩み深い（20代半ば～30代半ば）

マネージャーキャリアか臨床現場キャリアかが大枠決まる

セカンドキャリアに向けて学び直しや、実績を元にしたセカンドキャリアについて模索する時期

これまでの実績を元にリファラルでの転職打診、外部の役職打診がくる

**副業（越境学習）**

様々な経験を積む意図　専門性を活かす意図　新しい可能性を模索する意図　経験・繋がりを活かす意図

# エピソード2 | 訪問看護OTから医療法人施設長（後に部長）への転職

## 28歳〜の心境

**Mission**
同世代の全リハスタッフの「働き方・キャリア」の可能性を最大化する

**Vision**
リハ業界への貢献として「キャリア／働き方」の選択肢はもっと自由で広がっていると思ってもらう世界をつくりたい

**目指す未来イメージ／解決したい課題が徐々に固まってきた**

**【28歳の基本情報（スペック）】**
◆28歳 男性 大学卒業／大学院在学中
◆作業療法士免許／認知症ケア専門士
◆若手リハを集めたコミュニティ継続
◆総合病院➡訪問看護会社へ転職
◆キャリアメディアを創業
◆結婚（創業と同じタイミング）

**【汎用可能能力】**
❶リーダーシップ能力
❷コミットメント力
❸マネジメント能力
 └ バランスよくタスク管理
❹新規開拓能力
 └ 新しい事業にチャレンジ

**【描いていたキャリア戦略】**
◆自分のやりたい／自分にしかできないことを選択する
◆作業療法士として臨床以外で活躍できる方法を探す
◆転職・起業をして「新しい働き方」を自身で体現しよう
◆セミナー運営で培った人脈を活かして新しくはじめたキャリア事業について協力を頂き、さらに輪を広げよう
◆大学院で研究は最後までやり切ろう
◆コミュニティは継続して、リアルの声は聴き続けよう
◆自身のキャリアの軸をリハ職への「働き方／キャリア支援」が求められている役割かもしれない

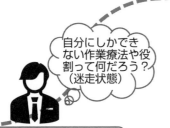

自分にしかできない作業療法や役割って何だろう？
（迷走状態）

訪問看護会社リハスタッフ
リハキャリアメディア取締役
社会人大学院生

**Value**
リハ業界への価値提供として「キャリア関連」のインプットは全部して、メディアで表現しよう

# 20代後半へ（28歳〜30歳）

**＜方向性見直し＞**
・メディアも会員数が増えて業界No.1になることができひと段落できた（やりきった感が自分の中にあった）
・本業＋創業のバランスが子が生まれ厳しくなってきた
・大学院修了という節目もあり、現場経験を再び積みたいという想いも強くなってきた

**安定期**

**ドリフト**
**3年ほど**

**＜偶然／新たな可能性＞**
・創業したメディアが業界No.1になることができ、大学院も修了。自身の人脈が広がっていく中で「一緒にやらないか？」と声をかけてもらう機会が増えた
・子供も生まれ、名古屋（在住地）にて地に根を張った活動をしたいと心境の変化

**31歳以降に向けて**

**＜自己理解／リ・デザイン＞**
・創業会社を退社し名古屋に根を張る
・臨床現場には「管理職」として復帰する
　└ 医療法人の施設長として転職
・コミュニティ運営は継続していく

**＜実践・行動＞**
・転職して訪問看護のリハ職として業務を遂行
・創業したメディアの成長のために休日や業後はやりきろう
・結婚生活も滞りなく営もう
　<u>28歳START</u>

**節目**

**デザイン**

・創業メディア会社退職
・現場「管理職」の経験を積みたい
・キャリアを考えるコミュニティは継続していく

# キャリアドリフト❸（可能性模索）期の思考軸

◆創業メディアが業界No.1メディアに成長したが、継続して成長に寄与していきたいか？➡「やりきった感」「家族」という軸で退職

◆リハ職の「働き方の可能性拡大」を体現するために、リハ資格に囚われない「施設管理者」はいい経験になりそう➡「YES」という結論

◆「キャリアの軸」は働き方／キャリアの多様化を広げ・体現すること
　➡メディア経験／コミュニティ運営/自身の実体験で感じる「働き方やキャリア」についての課題意識がより明確になる

◆結婚して子が生まれたため名古屋の地で地に根を張った動きを少しずつしていきたい
　➡チャレンジは継続するが「キャリア軸」に沿った展開を図る

### ＜次のアクションに向けての思考軸＞

「キャリア軸は「リハ職のキャリア可能性の拡大」で、それに向けた職業選択」
「MissionやVisionが徐々に固まりつつある：キャリア軸を固める」
「30代以降はキャリア軸から様々な展開を図る戦略を練る」
「子も生まれたため、家事参加ができるようなワークライフバランスを整える」

# ★キャリアドリフト❸（可能性模索）の整理

【偶発的きっかけ】
　◆キャリアメディアを成長させていく中で数々のお声掛けを頂き、自身の生活面を含め見直しをするきっかけとなる

【心境／葛藤：プライベートとのバランス等】
　・創業メディアは業界No1となり一区切り・副業先の訪問看護の会社では自由度高く仕事をさせてもらっていたが、自身のMissionやVision（キャリア軸）が固まる中で、新たな働き方をチャレンジしたいという思いが強くなる➡高齢者施設の施設長として転職（＊同業界×異業種：訪問看護のリハスタッフ➡高齢者施設管理者）
　・子供が生まれたが、全てバランスをとってチャレンジし続けよう
　・コミュニティは継続して開催をしていく

【自身の葛藤がきっかで以下の疑問が浮かぶ】
　・キャリアの軸や転職の軸を一人で考えるのは大変だけど皆どのようにやっているのだろうか？
　・現場の専門職を深めていくことはリハ専門職としては重要だけど、キャリアアップをする上では「マネジメント」が重要。皆、どう学んでいるんだろう？

# 20代後半～30代への視点

## キャリア形成をする上で考える様々な視点

| 時間 | 3～5年 1万時間① | 3～5年 1万時間② | 3～5年 1万時間③ | 3～5年 1万時間④ | ‥‥‥‥‥ |

| 年齢 | 20代:バイタリティ(V) 思考錯誤し量をこなす時期 | 30代:スペシャリティ(S) 自身の専門性を確立する時期 | 40代:オリジナリティ(O) 積み上げた専門性を掛け合わせ新たな価値を模索し生み出す時期 | 50代以降:パーソナリティ(P) 積み上げた実績を元に個人の人間性・繋がりで仕事をする時期 |

**転職**

| 卒業 | 転職検討タイミング① 27-28歳 | キャリアアンカー(キャリア軸)形成 | 転職検討タイミング② 32-33歳 | 人材市場における価値の境界線 35歳 | 40歳 | 転職検討タイミング③ 45歳 | 転職検討タイミング④ 50歳 | 60歳 |

**理論**

キャリアの軸や方向性について試行錯誤の時期

キャリアの軸に従って自らの専門性/方向性を定めはじめる（20代後半～30代前半）

QLC(クォーターライフクライシス)キャリア×ライフにおけるイベント・意思決定場面が多く悩み深い（20代半ば～30代半ば）

マネージャーキャリアか臨床現場キャリアかが大枠決まる

これまでの実績を元にリファラルでの転職打診、外部の役職打診がくる

セカンドキャリアに向けて学び直しや、実績を元にしたセカンドキャリアについて模索する時期

| 副業(越境学習) | 様々な経験を積む意図 | 専門性を活かす意図 | 新しい可能性を模索する意図 | 経験・繋がりを活かす意図 |

# エピソード3 | 医療法人部長から東証一部企業セールスマネジャーへの転職

## 31歳〜の心境

**Mission**
同世代の全リハスタッフの「働き方・キャリア」の可能性を最大化する

**Vision**
リハ業界への貢献として「キャリア／働き方」の選択肢はもっと自由で広がっていると思ってもらう世界をつくりたい

**目指す未来イメージ／解決したい課題が徐々に固まる（キャリア軸）**

【31歳の基本情報（スペック）】
◆28歳 男性 大学院修了（保健学修士）
◆作業療法士免許／認知症ケア専門士
◆若手リハ職を集めたコミュニティ継続
◆訪問看護会社➡医療法人管理者へ
◆結婚（子供1人）

【汎用可能能力】
❶リーダーシップ能力
❷コミットメント力
❸マネジメント能力
❹新規開拓能力
➡❶〜❹が認められ「未経験職種」の施設長へ

【描いていたキャリア戦略】
◆自分のやりたい／自分にしかできないことを選択する
◆リハ職として臨床以外で活躍できる選択肢を探す
◆転職をして「施設長」という働き方を自身で体現しよう
◆コミュニティは継続して「マネジメント・リーダーシップ」や「新しい働き方（副業）」の発信を強化していく
◆自身のキャリアの軸が定まったかもしれない：リハ職への「働き方／キャリア支援」が求められている役割かもしれない➡看護や介護などの他の職種にも同様の展開ができたりするのかを検討する

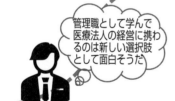

管理職として学んで医療法人の経営に携わるのは新しい選択肢として面白そうだ

医療法人　高齢者施設施設長

**Value**
リハ業界への価値提供として「管理職」キャリアのインプット／アウトプットを多くしよう

# 30代前半〜半ばへ（31歳〜33歳）

<方向性見直し>
・高齢者施設長での求められた実績（稼働率、売上、スタッフ育成）は一定程度やりきれたため、違った形でリハの新たな職務拡大（公的保険外）／課題解決に興味がでる
・管理者育成が業界の課題であり取り組む価値があると感じる

**安定期**
**ドリフト**
3年ほど

34歳以降に向けて

<偶然/新たな可能性>
・SNS発信を強化した結果、上場企業の管理職からリファラルで採用オファーの打診を頂く
・コミュニティ運営をする中で「管理職」についての書籍執筆打診と管理者に対してのコミュニティ設立の話があがる

<自己理解見直し、リ・デザイン>
・「35歳がキャリアの転換点」「リハ職の新しい選択肢の幅が広がる」と考え、未経験のチャレンジをするラストチャンス＝民間企業のセールスマネジャーへ転職
・管理者育成に向け／キャリア支援の書籍執筆依頼の受諾へ

<実践・行動>
・高齢者施設の施設長として与えられた役割にコミット
・マネジメント／リーダーに関する能力拡張への取り組み
・自身のキャリアやマネジメントに関するSNS発信を強化

31歳START

**節目**
**デザイン**
・キャリア軸に沿って、年齢を意識して新たな職務へチャレンジ
・キャリア支援／管理者教育に向けて希少価値を高める

# キャリアドリフト❹（可能性模索）期の思考軸

◆現場管理職から医療法人の部長になったが現場外からのチャレンジを再びしたい
　➡「自己実現」という転職軸で退職
◆リハ職の「働き方の可能性拡大」を体現するために、臨床、研究、現場管理職と様々経験したが、全く別の職務につくことでその可能性拡大の体現ができる
　➡「キャリア軸」を起点に考えを深める
◆お誘いを頂いた企業は医療・介護業界に特化したサービスを展開しており自身の繋がりの活用はできそう
◆セールスマネジャーというポストは、「セールス経験はない」が、ネットワークを駆使すること、汎用可能能力であるコミットメント力、リーダーシップ／マネジメント力を駆使すれば成果を出せるイメージはもてる

<次のアクションに向けての思考軸>

「転職軸は『自己実現』に置く」
「MissionやVisionが固まりつつある：キャリア軸を固まった印象」
「30代半ば以降に新たな業界・職務のチャレンジはなかなかできない」
「汎用可能能力がどの程度通用するかを確かめるだけでも価値がある」

# ★キャリアドリフト❹（可能性模索期）の整理

【偶発的きっかけ】
　・SNS発信（に加えて過去の実績）がきっかけでヘルスケア企業のエリアマネージャーからDMで採用のオファーをいただく
　・管理者／キャリア支援についての執筆依頼をコミュニティ運営を通して依頼いただく
【葛藤：プライベートとのバランスなど】
　・執筆依頼や講師依頼をいただくことが増えてきたが未経験のため本当に自身が受けても大丈夫か？
　・「ヘルスケア企業」の「セールス」の責任者という未経験のチャレンジとなるが活躍できるだろうか？
　・子供2人目ができて転職後のワークライフバランスは変わるか？
【自身の葛藤がきっかで以下の疑問が浮かぶ】
　・医療・介護職がヘルスケア企業で専門資格を活かしている人が増えてきているが、どんな人が働きに行っているのか？
　・35歳が1つの分岐点と考えているが、同世代で転職をしていない人、あるいは二極化はどの程度広がっているのか？

# 30代前半～半ばへの視点

## キャリア形成をする上で考える様々な視点

| 時間 | 3～5年<br>1万時間① | 3～5年<br>1万時間② | 3～5年<br>1万時間③ | 3～5年<br>1万時間④ | ‥‥‥‥‥ |
|---|---|---|---|---|---|

| 年齢 | 20代:バイタリティ(V) | 30代:スペシャリティ(S) | 40代:オリジナリティ(O) | 50代以降:パーソナリティ(P) |
|---|---|---|---|---|

思考錯誤し量をこなす時期　自身の専門性を確立する時期　積み上げた専門性を掛け合わ　積み上げた実績を元に個人の
せ新たな価値を模索し生み出　人間性・繋がりで仕事をする
す時期　時期

| 転職 | | 転職検討<br>タイミング① | キャリア<br>アンカー<br>(キャリア<br>軸)形成 | 転職検討<br>タイミング② | 人材市場におけ<br>る価値の境界線 | | 転職検討タイミング③ | 転職検討タイミング④ | |
|---|---|---|---|---|---|---|---|---|---|
| 卒業 | | 27-28歳 | | 32-33歳 | 35歳 | 40歳 | 45歳 | 50歳 | 60歳 |

キャリアの軸や方向性に　キャリアの軸に従って自らの専門性/　マネージャーキャリアか臨床現場　これまでの実績を元にリファラルでの
ついて試行錯誤の時期　方向性を定めはじめる　キャリアかが大枠決まる　転職打診、外部の役職打診がくる
（20代後半～30代前半）

理論

QLC(クォーターライフクライシス)キャリア×ライフ　セカンドキャリアに向けて学び直しや、
におけるイベント・意思決定場面が多く悩み深い　実績を元にしたセカンドキャリアについ
（20代半ば～30代半ば）　て模索する時期

| 副業<br>(越境学習) | 様々な経験を積む意図 | 専門性を活かす意図 | 新しい可能性を模索する意図 | 経験・繋がりを活かす意図 |
|---|---|---|---|---|

# 要点整理｜年代別キャリアで考える要素

## 20代前半〜20代半ばのキャリアで考える要素

◆20代は「バイタリティ」「質より量」（食わず嫌いをせず色々挑戦してみる）

◆20代後半にむけた「キャリア軸」を探す時期（徐々に未来イメージを作っていく）

◆「やりたいことが見つからない」と悩むのは当たり前

◆自分の向き／不向き（得意／不得意・強み／弱み）について経験を通して見極める材料をそろえる

◆「社会関係資本（つながり）」も上辺の人脈になりすぎない

◆バランスをとりすぎない（専門性を突き詰めていくことも重要）

◆視野を広く・視座を高める「意識」を持つ

◆目先の利益にとびつかない（キャリア軸の醸成を意識

## 20代半ばから30代前半のキャリアで考える要素

◆20代後半は「バイタリティの中から徐々にスペシャリティを見出していく」

◆やりたいこと／得意なこと／大事なことを徐々に統合していく（取捨選択をしていく）

◆キャリア・アンカーにより自らの価値観を固めていく

◆1回目の転職タイミング

◆業務として「1万時間」達成タイミング（キャリア軸を徐々に固めていく）

◆ライフスタイルの変化（結婚／出産）に伴う価値／選択基準の変化

◆少しずつ「経験年数的に」マネジャー職務が出てくる

◆専門性強化（迷走脱却）のために大学院進学者などの学び直しが増える

## 30代前半から30代半ばのキャリアで考える要素

◆30代前半は「スペシャリティの中での実績」が重要

◆やりたいこと／得意なこと／大事なことが明確であることが望ましい

◆キャリア・アンカーにより自らの価値観を固めていく

◆2回目（人によっては3回目）の転職タイミング

◆業務として「1万時間」2回目の達成タイミング（キャリア軸を固める）

◆ライフスタイルの変化だけでなく生産性もピークを迎える時期（35歳までにキャリア人生が決まるとも）

◆コンセプチュアルスキルが身についているかどうかがその後のキャリア形成に影響を与える

◆柔軟で謙虚な姿勢、振り返りができる姿勢を心掛ける：既成概念に凝り固まるようになるため意識的な姿勢

## 要点羅列：自分の市場価値×3つの軸を意識した転職を

◆自分軸×キャリア軸×転職軸を意識する

◆迷ったら好きよりも得意×価値観を意識するとよい（他の人から上手だ

と言われるが「自分ではピンとこないもの」、普段の仕事の中で「全くストレスを感じないこと」）

◆職種に紐づく「専門性」（ポジション）／職種に紐づかない「経験」（経験値）の違いを把握する

◆20代は専門性（軸）を探す旅、30代は専門性から実績、40代は人的資本でキャリアを作る
（専門性のある人（タグ付け）に貴重な経験が回ってくる）

◆最も大きな影響を与えるのは間違いなく「業界の成長性／生産性」。自身のスキルや経験、人脈が乏しいなら、「生産性が高い」「成長性が見込める領域」を選ぶ

◆すでに給与が高い成熟領域（会社）と、今の給与は低いけど今後自分の市場価値が高まる領域（会社）で悩むことがあれば、迷わず後者を取る

◆「転職、チャレンジにおける失敗とは」何かを自分の中で整理しておく

◆選択が失敗かどうかは、あくまで「やってみないと」分からない。失敗につながる唯一の条件は「覚悟を決めるべき時に覚悟を決められないこと」（キャリアドリフト―デザイン期）（転職する・しないに関わらず）

◆転職／次へのチャレンジを阻害するのは、「危険性や葛藤」ではなく、ほとんどが「見栄か恐怖」

◆ライフサイクルの変化は職業選択上大きな影響を与えるため事前に加味しておく必要がある

◆多様な現代社会では、選択肢を手に入れた「個人」はより自由になり、決裁権を持てるかどうかはキャリア選択上重要になる

## 第3章〜付録　参考文献

1) 仲山進也：組織にいながら、自由に働く。仕事の不安が「夢中」に変わる「加減乗除（＋−×÷）の法則」　日本能率協会マネジメントセンター（2018）

2) 脇田保：自立人間のすすめ—VSOP人材論—　マネジメント社（1978）

3) メグジェイ（著）・小西敦子（翻訳）：人生は20代で決まる　TEDの名スピーカーが贈る「仕事・結婚・将来設計」講義　早川書房（2014）

4) Groysberg, Boris, and Robin Abrahams.（2010）Five Ways to Bungle a job Change.

5) 鈴木祐：科学的な適職　4021の研究データが導き出す　最高の職業の選び方　クロスメディア・パブリッシング（2019）

6) 厚生労働省：国民医療費　結果の概要（2019）

7) みずほ銀行　産業調査部：ヘルスケア〜医療のパラダイムシフトを見据えた日本のヘルスケア産業のとるべき方向性〜（2020）

8) 経済産業省：経済産業省におけるヘルスケア産業政策について（2019）

9) 三好貴之・細川寛将：医療・介護職の新しいキャリアデザイン戦略〜未来は、自分で切り拓く〜　ロギカ書房（2019）

10) 総務省：日本標準産業分類の大分類（平成25年10月改定）（平成26年4月1日施行）

11) 財政制度分科会（平成29年10月25日開催）資料　社会保障について②

12) 厚生労働省：賃金構造基本統計調査

13) 厚生労働省：平成30年度介護従事者処遇状況等調査結果の概要

14) 三好貴之・細川寛将・他：医療機関・介護施設のリハビリ部門管理者のための実践テキスト　ロギカ書房（2018）

15) トム・ラス（著）、古屋博子（翻訳）：さあ、才能（じぶん）に目覚めよう　新版ストレングス・ファインダー2.0　日本経済新聞出版（2017）

16) 株式会社シャイン　ポテクト事業部　https://potect-a.com/

17) 日本生産性本部：新型コロナウイルスの感染拡大が働く人の意識に及ぼす調査（2020）

18) 労働政策研究・研修機構：勤労生活に関する調査（2016）

19) 厚生労働省：エンプロイアビリティチェックシート

20) J. D. クランボルツ・A. S. レヴィン・他：その幸運は偶然ではないんです！　ダイヤモンド社（2005）

21）浦上昌則・高綱睦美・他：Planned Happenstance　理論を背景とした境遇活用スキルの測定　南山大学紀要『アカデミア』人文・自然科学編　第 14 号（2017）

22）三好貴之・細川寛将：医療・介護職の新しいキャリアデザイン戦略【副業編】〜未来は、自分で切り拓く〜ロギカ書房（2021）

23）サイモン・シネック（著）、栗木さつき（訳）：WHY から始めよ！　インスパイア型リーダーはここが違う　日本経済新聞出版（2012）

24）アルバート・エリス（著）・齊藤勇（訳）：現実は厳しい　でも幸せにはなれる　文響社（2018）

25）藤原和博：100 万人に 1 人の存在になる方法　不透明な未来を生き延びるための人生戦略　ダイヤモンド社（2019）

26）村上臣：転職 2.0　日本人のキャリアの新・ルール　SB クリエイティブ（2021）

27）中原淳・小林祐児・他：働くみんなの必修講義　転職学　人生が豊かになる科学的なキャリア行動とは　KADOKAWA（2021）

（著者プロフール）

## 三好 貴之（みよし たかゆき）

株式会社メディックプランニング代表取締役／経営コンサルタント／作業療法士／経営学修士（MBA）
一般社団法人 Medi-Care Management 協会代表理事

佛教大学、日本福祉大学、岡山大学大学院卒。専門は、病院・介護施設におけるリハビリ機能強化による経営戦略立案で、全国多数の病院・介護施設のコンサルティングを実践中。また、講演では、年間2,000名を超える医師・看護師・リハビリ職・介護士など病院・介護施設の管理者に対する指導とアドバイスを行っている。また、著書に『マンガでわかる介護リーダーの仕事』（中央法規出版）、『医療機関・介護施設のリハビリ部門管理者のための実践テキスト』（ロギカ書房）、『医療・介護職の新しいキャリア・デザイン戦略～未来は自分で切り拓く～』（ロギカ書房）、『看護管理者を変えた7通の手法：ストーリーで学ぶリーダーシップ』（中央法規出版）、『サバイバル時代の介護経営メソッド　目指すは「2040年型」ビジネスモデル』（日経BP社）をはじめ多数の業界誌に特集、連載記事を執筆している。

## 細川 寛将（ほそかわ ひろまさ）

国家資格キャリアコンサルタント／医療介護キャリア研究家
作業療法士／保健学修士

大学卒業後作業療法士として回復期病棟にてリハビリ業務に従事。大学院を経て2012年に株式会社メディカルエージェンシーを創業（取締役／リハビリメディアPOST 副編集長として参画）、2016年より医療法人陽明会にて在宅医療連携部 部長、2020年より株式会社エス・エム・エス セールス統括部の事業所長を歴任。現在は、イチロウ株式会社 UX グループマネジャー、株式会社クリエイターズ取締役・等「医療介護系複業家」としての顔を持つ。また、自身のライフワークとして医師・看護師・セラピスト・介護福祉士など医療介護職の個別キャリア支援をこれまで500名以上に行い、法人に対して管理職・リーダー育成を精力的に行っている。著書に『医療機関・介護施設のリハビリ部門管理者のための実践テキスト』（ロギカ書房）、『医療・介護職の新しいキャリア・デザイン戦略～未来は自分で切り拓く～』（ロギカ書房）がある。

## 医療・介護職の転職を成功に導く
## キャリア戦略

発行日　　2023 年 8 月 20 日

著　者　　三好貴之・細川寛将

発行者　　橋詰 守

発行所　　株式会社 ロギカ書房
　　　　　〒101-0052
　　　　　東京都千代田区神田小川町 2 丁目 8 番地
　　　　　進盛ビル 303 号
　　　　　Tel 03（5244）5143
　　　　　Fax 03（5244）5144
　　　　　http://logicashobo.co.jp/

印刷・製本　亜細亜印刷株式会社

# リハビリセラピスト必読!!

## もっと自分らしく仕事がしたい!

看護師・理学療法士、臨床工学技士、作業療法士・・・あなたの将来は安泰なのか。
本書は、医療・介護職がどのように将来のキャリアを描けばいいかを、著名なコンサ
ルタントである自らの体験を基に書いた「キャリア・デザイン本」です。

# 医療・介護職の
## 新しいキャリア・デザイン戦略
### ～未来は、自分で切り拓く～

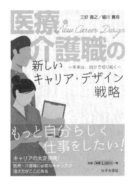

三好 貴之/細川 寛将

A5版・204頁・並製
定価:2,420円(税込)

【主要目次】
Case1　理学療法士@35歳　男性
　　第1章　医療・介護業界のキャリアとこれからのキャリア・デザイン
Case2　看護師@28歳　女性
　　第2章　キャリア・デザインの流れ　間違えないキャリアを歩むための基礎知識
Case3　作業療法士@28歳　男性
　　第3章　キャリア・デザインのフレームワーク
Case4　臨床工学技士@30歳　男性
　　第4章　キャリア戦略

With コロナ時代
不安な未来を打ち破る
月収プラス 10 万円を稼ぐ副業術とは

# 医療・介護職の
## 新しいキャリア・デザイン戦略
### 副業編

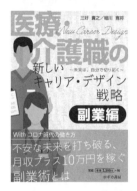

三好 貴之／細川 寛将

A5 判・176 頁・並製
定価：2,420 円（税込）

【主要目次】

第 1 章　ウィズコロナ時代の「新しい働き方」
第 2 章　この分野で勝負しろ！　個人・企業・社会の変化から見えたネクストキャリア
第 3 章　「副業」をする前に知っておくべきこと
第 4 章　「副業」におけるキャリア資本を理解する
第 5 章　副業上手が実践している「人的資本を賢く活用する思考」
第 6 章　「副業」について理解を深める 3 つの肝
第 7 章　副業をキャリア全般に活かす「自分株式会社」の創り方
第 8 章　クライアントの事例からおススメする副業